排毒調養 天天喝好湯

A bowl of good soup every day

おうちで薬膳 毒出しスープ

中醫師 **幸井俊高** ／著

藥膳師 **幸井由紀子** ／食譜監修

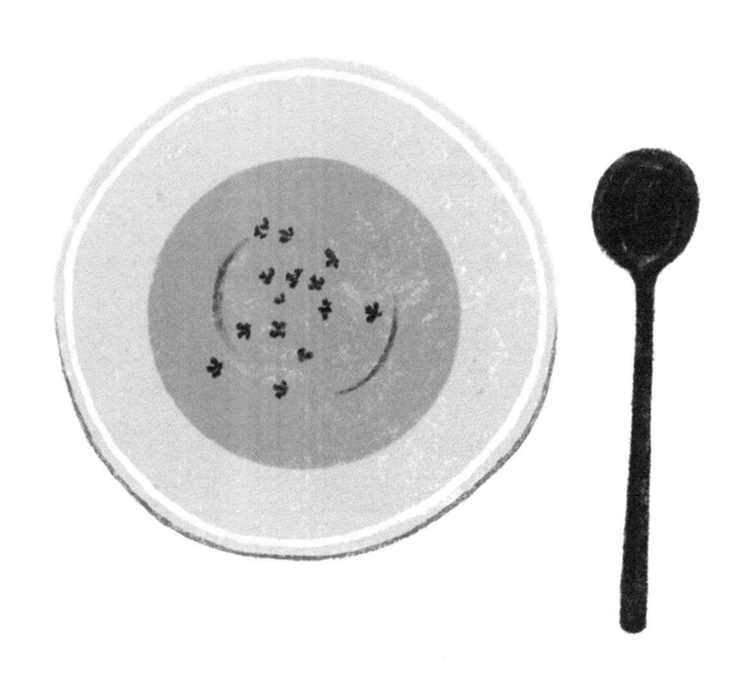

一起來喝湯「排毒」吧！

藉由烹煮成湯，可以將食材的有效成分萃取出來，
這就和熬煮中藥材的做法一模一樣。
喝一碗湯，將囤積的毒素（身體不適的原因）溫和移除吧！

「排毒」，是指把對身體沒有用處的東西、有害的物質清除乾淨，
在中醫或藥膳學中稱作「解毒」。

常見的蔬菜、海藻、菇類、豆類等等食材，
便具備解毒或改善「氣、血、水」循環、提高內臟機能的效果。

中藥材自古以來都是透過煎煮之後服用，與此相同，
排毒的食材也能透過煮成湯，釋放出具有藥用療效的成分。
只要喝湯就能吸收對身體有益的成分，讓人簡單就變健康。
現在開始，將這些排毒食材做成湯品來享用吧！

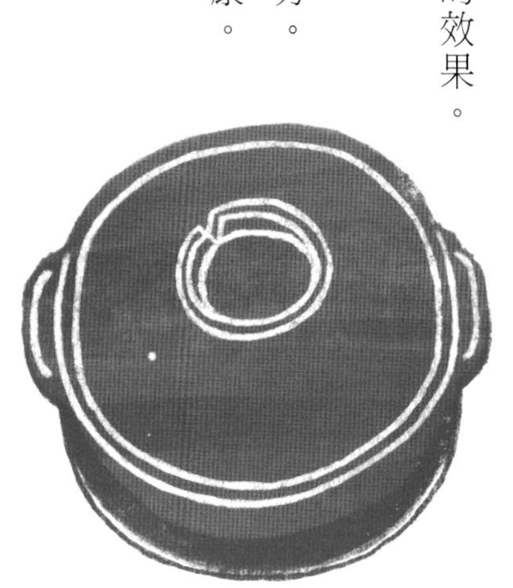

熱湯能改善體內循環

「寒氣」是使毒素囤積的原因之一。熱湯可以使我們從體內深處感到溫暖，提升血液循環，進而讓毒素（老廢物質等）開始移動，變得容易被排出。

※ 根據個人體質類型或身體不適的症狀不同，有時冷湯會相對有效。

透過烹調來提高有效成分的吸收

烹調可以使食材軟化，釋出有效成分，更有利於人體的消化與吸收。而且如果同時使用多種食材去煮湯，可以使食材個別的有效成分得到相乘的效果，產生交互作用，提升排毒的力量。

一次做起來放就可以輕鬆持續

一次把幾餐的分量做好的話，沒時間的時候也能輕鬆喝到湯，讓身體隨時排毒。而且只要加入米飯或麵條之類的主食，就能輕鬆以「一碗」完成排毒餐。

利用食材鮮味取代「重口味、高鹽分」

吃太多重口味或是味道濃郁的料理，也是造成毒素累積的原因。使用各種食材煮出的湯頭，食材的鮮味會相互疊加，就算調味清淡，也能吃出美味、滿足味蕾。

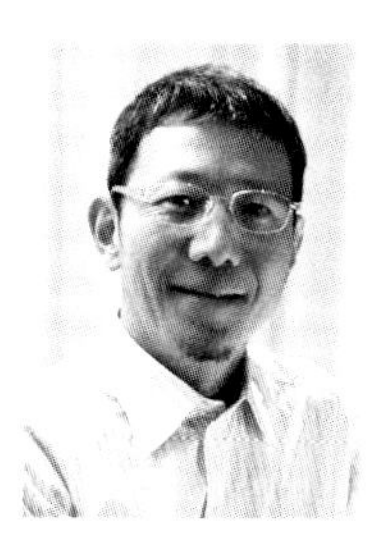

幸井俊高

中醫師、「藥石花房 幸福藥局」的代表人。日本東京大學藥學部、中國北京中醫藥大學畢業。

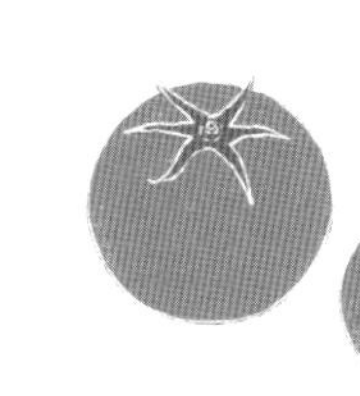

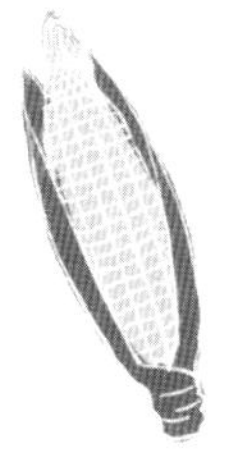

書中用語說明

食譜的規則

- 材料分量中的 1 湯匙是 15ml，1 茶匙是 5ml。1 撮約是拇指、食指、中指捏起來的量。
- 高湯是指自製的昆布高湯。酒是指日本料理酒。
- 加熱時間會依照使用的調理器材或工具而改變，所以僅供參考。

關於食材

- 書中都是充分活用食材原味的簡易食譜，所以請盡可能選用當季的新鮮食材，鮮度越好的食材越能顯現出料理的「好味道」。
- 紅蘿蔔、白蘿蔔之類的根莖類蔬菜，是連皮一起使用。玉米鬚和冬瓜瓤等也都照常放入，但若是介意也可以去除後再調理。
- 蔬菜的清洗為基本流程，食譜中不再一一詳述。

關於調味

- 本書食譜的調味是即使大量飲用也不會使鹽分過量的淡味配方。就算第一口品嘗時稍微覺得清淡，在享用完整碗湯後，也能夠得到滿足感。如果還是覺得有所不足時，可以試著加入少許的鹽。
- 濃厚的調味不但是多餘的，也會成為一種毒素。如果時常服用濃厚的調味，會使身體變得容易囤積毒素，所以應該試著習慣清淡的調味。
- 本書不推薦使用市售的高湯粉和雞湯塊之類的調味料。特別是添加物多的東西也請避免使用，因為這樣的東西會被身體視為異物、造成身體的負擔，進而干擾排毒效果。

關於體質、症狀

- 人的體質會隨著年齡或季節、生活、飲食習慣的差異而產生微妙的變化，所以不要一口咬定自己的體質一定是什麼類別，而應該要隨著狀況去判斷。
- 如果在飲用排毒湯、改變生活和飲食習慣後，症狀依然沒有改善，或是變得更加惡化的話，應該要就醫尋求醫師的診斷。

PART 1

排毒，從認識體質開始

解說篇

「毒」，是指囤積在身體的老廢物質、多餘的熱氣、水分或濕氣，以及從外界侵入的有害物質等等，也就是對身體而言不需要的、有害的東西。

為了改善身體不適、維持健康，我們有必要將體內的毒素排出。

但為什麼毒素會被囤積下來？應該怎麼做才可以排出毒素呢？在進入排毒湯食譜之前，我們先來認識一下人的體質如何分類、能幫助排毒的食材有哪些、以及調理的重點等等基礎知識吧！

沒有活力、常感疲勞……其實是因為體內有毒素囤積！

疲勞、皮膚乾燥、便秘、頭昏腦脹、食欲不振、頭痛、肥胖……雖然不至於嚴重到要去看醫生，可是越拖越久就會開始慢性化，生活中像這樣讓人有點在意的症狀有很多，而這些症狀，很有可能就是不知不覺中囤積在體內的毒素所造成的。

在中醫或藥膳學的思維中，所謂的毒素是指「體內多餘的水或熱、老廢物質等」。要是毒素囤積的話，就會慢慢地對健康造成傷害、出現身體不適的症狀。如此一來，身體機能又會下降，毒素變得更難以排出，然後逐漸累積更多的毒素。一旦陷入這樣的惡性循環中，病症就會日漸惡化。

那麼，為什麼毒素會被囤積下來呢？那是因為維持身體健康的三大要素「氣、血、水」的循環變差的關係。當我們去追查病症的源頭時，往往可以發現一些體內循環停滯不前的現象，如：內臟運作或血液循環的惡化、身體能量的不足、多餘的熱氣或水分在體內停留等等。為了了解更多，首先，我們來看一下「氣、血、水」分別指的是什麼，這些體內循環又和哪些病症有所關聯。

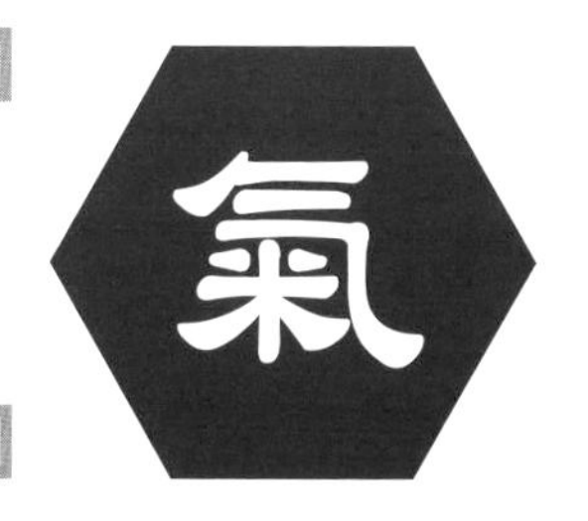

「氣」指的是維持生命的根本能量。依據飲食、呼吸、休息所形成，這些東西不足時將會引起氣的不足，使循環變差。如此一來，能量無法擴展至全身，「血」和「水」的循環也會跟著變差，使毒素囤積，引發各種身體不適。

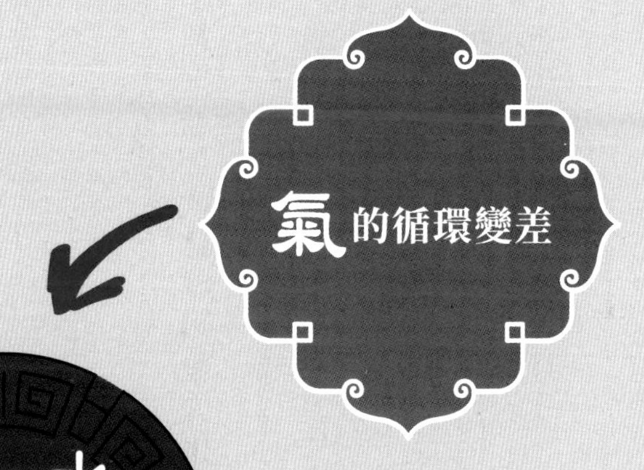

血、水
的循環變差

多餘的水分囤積
血液循環變差

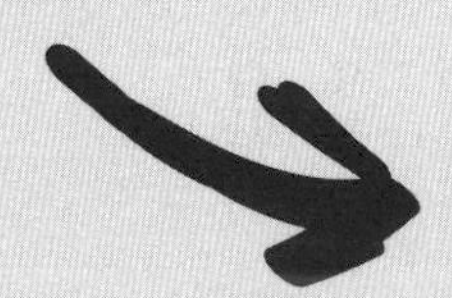

引起各種不適症狀

無精打采、疲勞感、沒有幹勁、長痘痘、情緒不穩定、肚子脹大、肌膚鬆弛、黑眼圈、頭昏腦脹、突然發汗、憂鬱、抗壓性低、失眠、煩躁

「血」不單是指血液而已，而是指血液將營養送到全身的整體循環，甚至與精神或思考的安定性也有關聯。一旦血液不足、血液循環變差的話，營養就不能送達全身，搬運老廢物質的代謝速度也會變得遲緩，使毒素囤積在體內，引起各種身體不適的症狀。

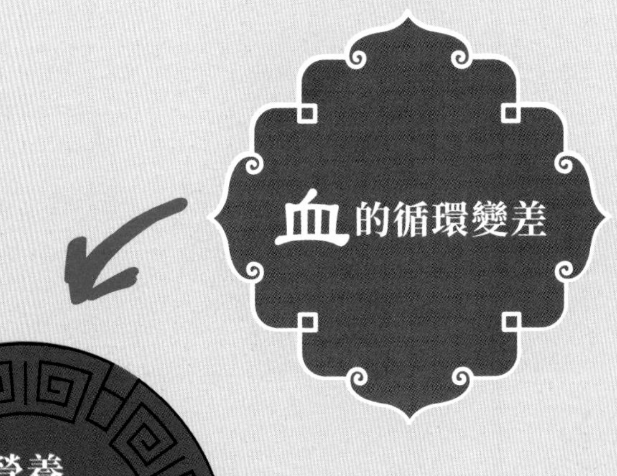

營養
無法送達全身
老廢物質囤積

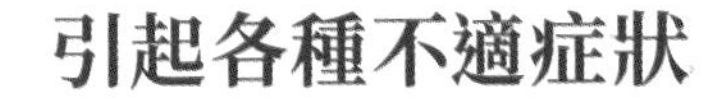

手腳冰冷、頭熱足寒、煩躁、不安、
黑眼圈、靜脈瘤、瘀青、水腫、
肩膀痠痛、頭痛、生理痛、失眠、
精神不穩定、暈眩、
走路搖晃不穩、眼睛疲勞

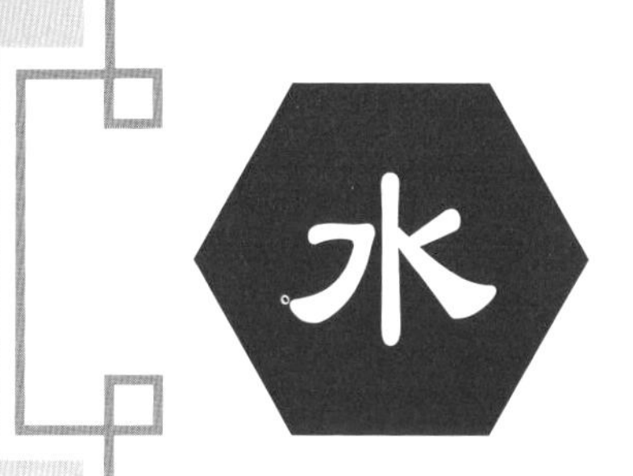

「水」指的是體內除了血液以外的體液(淋巴液、消化液、唾液、汗、尿等),也同時包含體內的水分代謝。水分具有調節體內溫度的功能,也能滋潤身體。一旦水循環變差,就會形成水毒(水分過多或不足、代謝惡化),成為各種身體不適的原因。

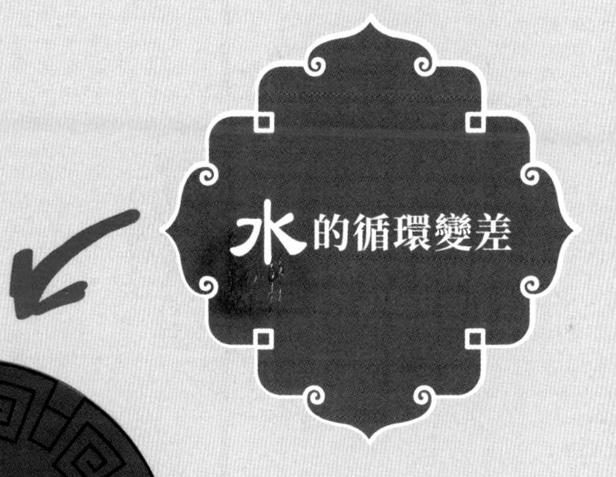

水分代謝惡化

囤積多餘的水分

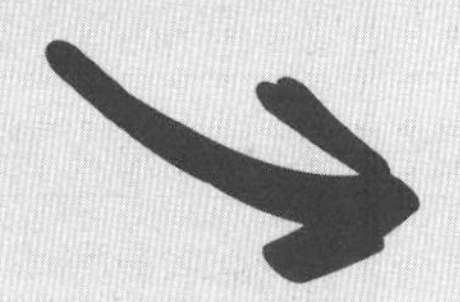

引起各種不適症狀

臉或身體水腫、關節疼痛或緊繃僵硬、

暈眩、頭痛、下雨天出現的不適感、

長痘痘、濕疹、水疱、多汗、腹瀉、

軟便、肥胖(豐滿)、噁心反胃

想要改善氣、血、水循環，須從改變飲食與生活習慣做起！

「氣、血、水」循環變差的原因，有不少是來自於日常中累積下來的飲食和生活習慣。比方說：如果有擔心的事或持續性的壓力，就會讓氣停滯下來。然後，常吃冰冷或油膩的東西，血的循環就會變差。更嚴重的，如果習慣吃重口味的食物，或飲酒過量，就會讓水的循環也停擺。藉由重新檢視並調整這些習慣，能讓全身的循環變好，也能連帶改善不舒服的症狀並提高排毒力。

再者，人體本身的體質也有很大的關係（關於體質的說明見第14頁）。比方說，「捨」這種體質的人容易囤積過多的水分和營養；相反的，「補」這種體質的人則是常常出現水分和營養都不夠的情形。還有一種體質是「流」，這種體質的人「氣、血、水」三者都容易停滯，身體循環也常常變差。最後，「調」這種體質的人則是體內各種要素容易不安定、失去平衡。

想要了解身體不舒服的原因，就必須先認識自己的體質，想想看是否有飲食不均衡的情況，或不良的生活習慣，將這些條件綜合審視是很重要的事。

原本的體質

加上

讓身體循環變差的
飲食習慣

喜歡冰冷食物和零食

喜歡生菜和生食

吃太多甜的東西

喜歡辣的料理

喜歡油膩的食物

喜歡重鹹的調味

常喝含糖飲料

每天喝罐裝咖啡

常吃即食食品

經常不小心吃太飽

讓身體循環變差的
生活習慣

缺乏運動

幾乎不走路

整天保持同樣姿勢

三餐不定時

常熬夜

早上起不來

慢性睡眠不足

沒有充分的休息

常感壓力、不安情緒

常穿太少或不穿襪子

愛喝酒

愛抽菸

氣、血、水的循環變差
毒素囤積、演變成長期的病症

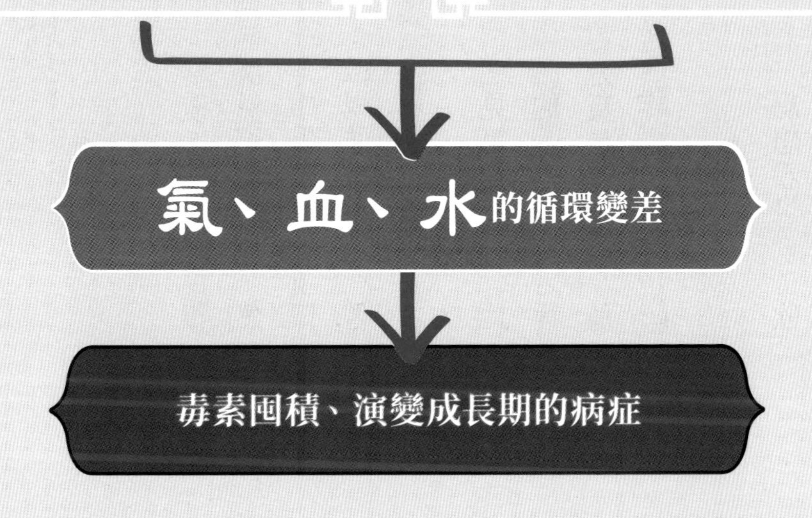

現代人的體質分為四大類型，分辨自我體質才能正確解毒！

想要排出毒素並改善身體不適，那麼就先來了解一下自己的體質吧！雖然能夠促進排毒的食材有很多，可是如果食用了不符合體質的東西，也有可能造成反效果。

本書中將現代人最常見的體質分為四種類型——「補」、「捨」、「流」、「調」，這些分別是指對身體而言必要的東西「有所不足」、「攝取過多」、「流動不佳」、「未達平衡」。請透過左頁的檢核表認識自己的體質，勾選最多項目的即是您的體質，如果有勾選複數種類的情形，即代表您擁有複數的體質。但人的體質可能隨著年齡或季節氣候的改變而出現變化，所以在察覺到身體狀況或病症有所變化時，建議您重新再做一次自我檢核。

了解自己的體質後，究竟應該要吃什麼食材才好，除了參考「適合各類體質的食材（第16至23頁）」外，也要對「食材的基本性質（第24至25頁）」、「改善氣、血、水循環的食材（第26至28頁）」、「配合季節的食材挑選原則（第29頁）」有基本的概念後，再進行挑選。

補捨流調 自我檢核表

	補	捨	流	調
疲勞	・不想動 ・喘不過氣 ・起身時會暈眩	・沉重的倦怠感 ・頭腦恍神 ・四肢無力	・突然感到疲累 ・失去幹勁 ・突然恢復體力 ・心情陰鬱	・無法湧現活力 ・沒有精神
飲食肥胖	・食欲不振 ・消化不良 ・吃很少也會胖	・有吃太多的傾向 ・身體笨重 ・有時會虛胖	・腹部有膨脹感 ・壓力大就想進食	・觸摸肥胖的部分會感覺冰冷 ・有時會吃太多
排便	・飯後馬上有便意 ・軟便 ・剛開始排便時有較硬的情況	・大便硬而少 ・肚子脹大 ・放屁有臭味	・斷斷續續的細便 ・有時會因為壓力而引起腹瀉	・一天中軟便、腹瀉好幾次 ・有時會有顆粒狀的大便
虛寒症狀	・手腳、大腿內側、下腹部畏寒	・受不了夏天的冷氣、冬天的寒氣	・手腳的末端冰冷或是頭熱四肢冰冷	・怕冷 ・喜歡吹暖氣 ・腰部以下畏寒 ・常跑廁所
水腫	・下半身容易水腫 ・多汗、有時會有手腳發麻的情況	・沉重乏力的水腫 ・帶有倦怠感 ・排尿量少	・反覆出現輕度水腫	・下半身水腫 ・畏寒或排便異常 ・頻尿
肌膚	・臉部沒有光澤 ・乾燥 ・臉部暗沉 ・雀斑顏色較重	・油性膚質 ・容易變紅 ・毛孔明顯 ・雀斑顏色較重	・眼下有黑眼圈 ・色素沉澱 ・有痘疤 ・雀斑明顯 ・感覺乾燥	・臉色差 ・髮質、毛量衰退 ・長相顯老
肩膀僵硬	・肩部感覺僵硬，摸起來卻是軟的，或肌肉有緊繃感	・伴隨水腫般的緊繃感、有時會感覺噁心想吐	・肩膀很硬 ・推揉會感覺疼痛	・感覺緊繃的地方摸起來特別硬
頭痛	・頻繁感覺疼痛 ・疲勞的時候會惡化	・伴隨噁心想吐的疼痛感	・針刺般的疼痛感、像脈搏跳動般抽痛	・劇烈疼痛 ・腦子像要炸開般疼痛
其他症狀	・容易心悸 ・全身容易流汗 ・嘴唇乾裂 ・頭腦一片空白	・有時感覺頭腦沉重 ・雨天時會感到身體不適 ・關節疼痛 ・容易暈車	・容易煩躁 ・對壓力和緊張的承受度低 ・有時會覺得胸口不舒服	・腰痛 ・腳、腰部無力 ・暈眩、耳鳴 ・容易忘東忘西 ・淺眠

補的體質

常常缺少身體所需物質的體質。補充足夠的元氣、營養、水分吧！

「補」的體質可以說是虛弱、有所不足的體質，缺少的是元氣、營養和水分。這樣的人經常被認為是因為食量少、嚴重偏食、三餐不正常等理由，使營養和水分不足，或因為胃腸虛弱、疲勞累積而造成營養沒有辦法完全被消化吸收的情況。

這種體質常有以卜幾種症狀發生：容易感到疲勞、臉色不好、眼睛疲倦、頭腦放空、手腳發麻、頭髮或指甲脆弱、皮膚乾燥發癢等等。並且比較容易得到心律不整之類的心臟病、貧血、異位性皮膚炎等過敏性疾病、甲狀腺機能低下、憂鬱症、失眠、不孕症等疾患。

在挑選食材時，要注意食材是否具有「補」的性質。冰冷的東西、生食都會使身體循環變差，所以做成溫熱的料理或熱湯食用是較好的選擇。再者，辣的東西、味道濃郁的料理都會對腸胃造成負擔，要小心不要食用過量。

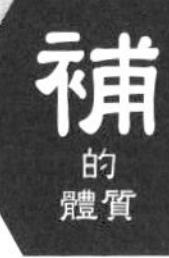

食材

※ 紅字是特別推薦的食材

可以補充元氣或水分的食材

【肉類】豬肉 ➡ 元氣、營養、水分都能夠補充得到

鴨肉、牛肉、雞肉、肝臟、羊肉

【海鮮類】烏賊、沙丁魚、鰻魚、蝦子、牡蠣、鰹魚、鮭魚、章魚、鰤魚、鮪魚

【蛋・奶類】雞蛋、牛奶、鮮奶油、起司、奶油、優格

【五穀根莖類】米、麻糬、葛粉、地瓜、馬鈴薯、山藥

【豆類・堅果類】大豆、納豆、毛豆、鷹嘴豆、松子、杏仁果

【蔬菜・菇類】冬瓜、玉米、秋葵、大頭菜、南瓜、番茄、紅蘿蔔、菠菜、蓮藕、舞菇、杏鮑菇、香菇、鴻禧菇

生活習慣

- 儘量早睡早起
- 努力不讓疲勞累積
- 小心在冷氣房或穿太少時著涼
- 避免房間過於乾燥
- 有意識地攝取水分
- 確保充分的睡眠時間

飲食方式

- 改掉偏食的習慣
- 一定要吃早餐
- 避免太晚吃晚餐
- 儘量避免食用辣的菜餚
- 避免攝取過多大蒜、辛香料
- 不要吃太多冰冷的東西
- 不要吃太多甜食
- 選擇溫熱的料理與飲品

捨的體質

容易在體內囤積多餘東西的體質。捨去囤積物，讓身體變輕快吧！

「捨」的體質是過剩、易囤積的體質。體內經常囤積著過多的營養、水分、熱、老廢物質，也是容易罹患代謝症候群的體質。

這種體質常引發的身體不適有：沉重的倦怠感、油性膚質、頭痛、暈眩、耳鳴、喉嚨有異物感、水腫、有痰、焦躁、面部發紅等等。而且這樣的體質也容易罹患糖尿病、高血壓、心臟病、痛風、肝臟或腎臟病、睡眠呼吸中止症、支氣管炎、鼻炎、蕁麻疹、化膿性疾病、子宮肌瘤等疾病。

造成營養或水分囤積在體內的理由，與平常過度飲食及飲食的偏好有很大的關連。大部分這類體質的人都喜歡吃油膩、味道濃厚的料理或食材、冰冷食物、酒類。再者，疲勞的累積與缺乏運動也是原因之一。

用餐時請以具有「捨」的性質的食材為中心，選用調味清淡的食物，留意每餐只吃八分飽，避免在正餐以外進食或飲酒過量。一天至少一次，在空腹的狀況下進行適度的運動，對以上症狀將會有改善的效果。

捨
的
體質

食材

※ 紅字是特別推薦的食材

能夠排出多餘養分與水分的食材

【肉類】 牛舌、砂囊（胗）

【海鮮類】 海瓜子、蜆、香魚、鯛魚、鱸魚

【五穀根莖類】 燕麥、冬粉、蕎麥、薏仁、糙米

【豆類・堅果類】 豆腐、黑豆、蠶豆、紅豆、綠豆

【蔬菜・菇類】 大頭菜、高麗菜、小黃瓜、西洋菜、苦瓜、牛蒡、小松菜、小芋頭、香菜、茼蒿、薄荷、水芹、西洋芹、白蘿蔔、竹筍、洋蔥、青江菜、冬瓜、茄子、油菜、大白菜、菠菜、萵苣、梅乾、柚子、檸檬

【海藻】 海帶、昆布、水雲 ➡ 促進排出老廢物質和多餘的熱

生活習慣

・適度的運動
・減少過度飲食的機會
・避免酗酒
・少喝含糖飲料或罐裝咖啡
・透過伸展操來消解壓力
・利用泡澡促進排汗

飲食方式

・儘量少吃肉
・避免暴飲暴食
・調味要清淡
・不要吃太多的大蒜、薑
・少吃油炸的東西
・不要吃太多冷的東西
・不要吃太多甜的東西
・用辛香類蔬菜來提升循環

流
的
體質

體內流動停滯的體質。像水一樣流動，柔軟的生活吧！

「流」的體質可以說是體內循環停滯、黏稠的體質，指的是本來順暢流通的氣、血、水流動變差的狀態。流的體質容易產生的身體不適有：因氣的流動惡化而引起的腹脹感或腹痛，因血的流動惡化而引起的虛寒、上火、肌肉僵硬、疼痛、色素沉澱，因水的流動惡化而引起的水腫、濕疹等等。而且，也容易得到自律神經失調、憂鬱症、胃潰瘍、高血壓、心臟病、腦血管障礙、肝功能障礙、過敏性腸症候群、生理痛、月經不順、子宮肌瘤、子宮內膜異位症等疾病。

使氣、血、水流動變差的理由有以下幾種：在日常生活中承受過大的壓力或緊張、暴飲暴食、環境驟變等等，身體虛寒也是原因之一。有時候使用適度的酒精有助於改善虛寒，但是如果飲用過多反而會使水分滯留，讓身體的循環更加惡化，必須特別小心。

烹調時選擇具有「流」的性質的食材，做成溫熱的料理或湯來食用吧！辛香類蔬菜能讓氣的循環變好，所以也很推薦。

流 的體質

食材

※ 紅字是特別推薦的食材

促進體內流動的食材

【肉類】鴨肉

【海鮮類】海瓜子、蛤蜊、鯛魚、鱸魚 ➡ 促進水的流動

鯖魚、沙丁魚、鰤魚、鮭魚、魩仔魚、旗魚

【五穀根莖類】粗玉米粉、紅米、黑米

【豆類・堅果類】紅豆、黑豆、可可豆、葵花籽

【蔬菜・菇類】洋蔥 ➡ 促進氣與血的流動

青紫蘇、香菜、韭菜、巴西里、鴨兒芹、紅蔥頭、西洋菜、茼蒿、水芹、西洋芹、青江菜、玉米、茄子、油菜、萵苣

【水果】藍莓、黑棗 ➡ 促進血的流動

金橘(金柑)、柚子、葡萄柚、檸檬皮

生活習慣

・鼓勵自己正面思考
・試著用不同方法轉換心情
・靠泡澡放鬆身心
・注意不要以同樣的姿勢久坐
・透過按摩、伸展促進血液循環
・小心在冷氣房或穿太少時著涼
・做深呼吸與冥想

飲食方式

・減少冰冷的飲食
・不要吃太多生菜沙拉
・小心不要喝太多酒
・多吃辛香類蔬菜與水果
・吃魚要選青背魚,熟食比生吃更好
・不要吃太多甜食
・選擇溫熱的料理與飲品

身體機能不安定的體質。調整身心平衡、維持安穩吧！

「調」的體質可以說是不平衡、不均衡的體質。意味著內臟等身體機能的平衡、心靈和身體的調節呈現失調的狀態，容易導致免疫力、自律神經、荷爾蒙平衡等等這些用於保護健康的重要機能下降的情況。

這種體質最常見的不適症狀有：倦怠感、虛寒、暈眩、耳鳴、呼吸急促、失眠、情緒不安定、心悸、噁心想吐、腹痛等等，大多數症狀都是因為壓力造成的。而且這種體質也容易罹患自律神經失調、慢性過敏疾病、不孕症、糖尿病、失智症、憂鬱症、恐慌症、睡眠障礙、飲食失調等疾病。

過勞、睡眠不足、不規律的生活作息、日常性的壓力、暴飲暴食、服用過多西藥、運動不足等等，經常是導致身體失衡的原因。

用餐時應該多攝取具有「調」的性質的食材，以及可以溫暖身體的食材，以改善身體機能的低下和虛寒為優先。還有，能幫助精神安定的食材也可以一起列入考量。

調
的
體質

食材

※紅字是特別推薦的食材

幫助維持平衡、溫熱身體的食材

【肉類】豬肉、雞肉、羊肉 ➡ 補充能量的來源
鴨肉、肝臟

【海鮮類】蝦子、沙丁魚、鰤魚、鮭魚、鯛魚、魩仔魚、鰻魚、牡蠣、海瓜子、扇貝、干貝

【蛋・奶類】雞蛋、奶油

【五穀根莖類】糙米、黑米、小麥、山藥

【豆類・堅果類】杏仁果 ➡ 讓精神安定
栗子、核桃、黑芝麻、腰果、蓮子

【蔬菜・菇類】青花菜 ➡ 補充氣力、提高免疫力
青江菜、白花椰菜、毛豆、高麗菜、牛蒡、香菇、青蔥、大蒜、韭菜、百合根

生活習慣

- 維持規律正常的作息
- 培養適度運動的習慣
- 確保充足的睡眠時間
- 小心在冷氣房或穿太少時著涼
- 靠散步或從事有興趣的活動等方式放鬆身心
- 多安排休息的時間

飲食方式

- 避免暴飲暴食
- 早餐一定不能省
- 大蒜、蔥類的攝取要適量
- 活用咖哩粉、孜然、丁香、肉桂、八角、肉荳蔻等辛香料
- 少喝含糖飲料或罐裝咖啡
- 選擇溫熱的料理和飲品

認識食材的性質和功效，選擇能改善氣血水循環的真食物！

所謂「藥膳」，必須要能透徹了解所有食材的性質和功效，並且配合體質和症狀來做選擇。食材性質基本上分成五味五性（見左頁），五味是酸、苦、甘、辛、鹹，五性分為熱、溫、平、涼、寒。比方說，高麗菜是甘味、平性，所以在體質和症狀上都是沒有什麼特殊限制的食材，但是，辣椒是辣味、熱性強的，所以對體質燥熱或體內容易蓄熱的人來說就是不適合的食材。另外，每種食材的功效也都有所不同，譬如，高麗菜能補充氣與血，幫助身體消除疲勞，使腸胃的蠕動變好，並有調節體內氣血水平衡的功效。

接下來要為大家介紹的，便是考量以上性質與功效、能改善「氣、血、水」循環的食材（第26至28頁），可以作為配合體質或症狀挑選食材時的參考。

再者，除了食材的性質、功效、個人的體質、症狀，季節也是挑選食材時的重要因素（第29頁）。在考慮吃什麼比較好時，應該將以上要素都列入考量後再做選擇。

※根據中醫理論，五味與人體五臟相對應，所謂「酸入肝，苦入心，甘入脾，辛入肺，鹹入腎」。因此藉由飲食的調整，可以調節臟腑的機能。

食材的五味五性

譬如說我們熟悉的高麗菜，
具有這樣的性質和功效。

平性

不會讓身體
變熱或變冷

能調節氣血水
的平衡

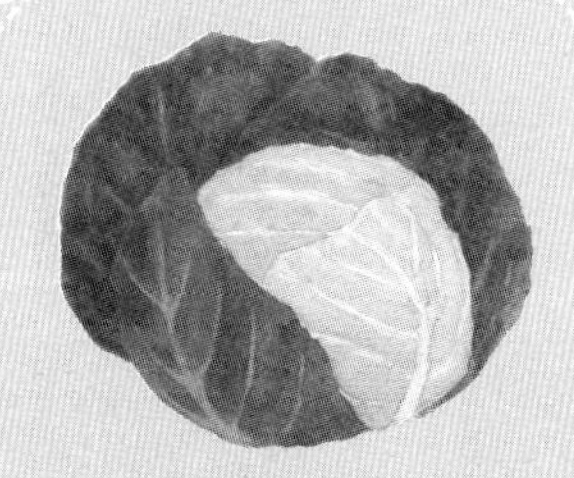

甘味

補充氣或血

幫助消除疲勞

整腸健胃

食材的五性

熱	有強烈的溫熱身體效果， 能驅除身體的虛寒。 有改善氣血循環的作用， 也能讓精神變得亢奮。
溫	能讓身體溫熱，但效果低於熱性。 能溫和的改善氣血循環， 也有活化的作用。
平	是一種不會讓身體變熱或 變冷的平穩性質。 能調節氣血水的平衡。
涼	具有僅次於寒性的降溫效果。 能去除多餘的水分， 調節體內循環。
寒	有強烈冷卻身體的作用， 能去除體內的熱氣。 也有解毒、消炎的效果。

五性中有時會加上「大」或「微」來表示作用強度，例如：辣椒的「大熱性」或舞菇的「微溫性」等。

食材的五味

酸	酸味 能緊緻血管、肌肉、皮膚， 抑制水分的排出。
苦	苦味 能去除多餘的熱氣與水分， 有舒緩發炎的效果。
甘	甜味 能減緩肌肉的緊繃或疼痛， 有消解疲勞的效果。
辛	辣味 能改善氣血運行， 防止身體受寒或感冒。
鹹	鹹味 能緩解體內僵硬的肌肉硬塊， 讓新陳代謝變好。

除了基本的五味，有時會再加入「淡味」或「澀味」，淡味屬甘味，澀味屬酸味。

改善「氣」循環的食材

氣的循環變差主要是因為承受壓力、消化不良、血液循環惡化。因此能改善以上症狀的食材便是有效的食材。

緩和壓力的食材

西洋芹／能去除體內多餘的熱氣
茼蒿／緩和煩躁與不穩定的情緒
蕎麥／改善氣的循環與失眠
旗魚／促進氣的循環、溫熱身體
鴨兒芹／緩和煩躁感
蘑菇／穩定情緒
羅勒／減緩失眠與頭痛
青椒／緩和煩躁與緊張
小松菜／減緩失眠與煩躁

改善消化不良的食材

蕎麥／改善氣的循環與失眠
白蘿蔔／去除體內多餘的熱氣
香菜／改善頭痛與食欲不振
大頭菜／改善便秘，也有溫熱效果
紅蘿蔔／舒緩眼睛疲勞或眼充血
草莓／消除體內多餘的熱氣
柳橙／改善宿醉、嘔吐
鳳梨／對便秘、解渴也有效

促進血液循環的食材

黑豆／改善水腫、老化、疲勞
茄子／改善水腫、排出多餘的熱氣
油菜／溫熱身體、改善便秘
藍莓／舒緩眼睛疲勞
黑棗／預防視力模糊與老化
酒粕／溫熱身體、改善消化不良

※ 除此之外，請同時參照「改善血循環的食材（左頁）」。

改善「血」循環的食材

血的循環變差主要是因為老廢物質的滯留、虛寒、氣的循環停滯。因此能改善以上症狀的食材便是有效的食材。

去除老廢物質的食材

油菜／改善面皰與便秘
青蔥／緩和身體虛寒
青紫蘇／改善腸胃不適
薑／提振食欲
水芹／有強烈的利尿作用
羅勒／舒緩頭痛與失眠
大蒜／溫熱身體、提升免疫力
鴨兒芹／減緩煩躁
寒天／緩和肌肉疼痛、改善便秘

舒緩虛寒的（溫性）食材

雞肉／補氣養身、提升體力
羊肉／緩和足腰的虛寒
沙丁魚／讓血的循環變好
竹莢魚／緩和腹部的虛寒
鮭魚／緩和因受寒而引起的胃痛
蝦子／緩和足腰的虛寒
糯米／改善倦怠感
大蔥／改善鼻塞
松子／改善肌膚和頭髮的乾燥
核桃／改善肌膚問題和便秘

讓氣的循環變好的食材

柚子皮／改善噁心嘔吐
橘子／有補水的作用
蕎麥／也能提升腸胃機能
茗荷／促進血的循環
巴西里／改善血的循環和腸胃不適
蒜苔／改善凍瘡與食欲不振
茉莉花／對生理痛和失眠有效
洋蔥／有溫熱身體的效果

改善「水」循環的食材

水的循環變差主要是因為排汗困難、腎功能下降、腸胃不適。因此能改善以上症狀的食材便是有效的食材。

促進排汗的食材

蔥／有緩和虛寒的作用
香菜／改善食欲不振、頭痛
青紫蘇／改善胃部的不適
茗荷／改善食欲不振
花椒／改善消化不良、預防水腫
辣椒／對食欲不振、因虛寒而引起的腹痛有效
芥末／溫熱身體、利尿
百里香／改善牙齦炎、關節痛

提高腎功能的食材

山藥／改善頻尿、失眠、口渴
黑豆／改善水腫、老化、疲勞
毛豆／改善疲勞、水腫、酒醉
核桃／改善肌膚問題和便秘
黑芝麻／對足腰部衰退、耳鳴、失眠也有效
蝦子／緩和足腰的虛寒和疼痛
鰹魚／對體力下降、老化、失眠也有效
豬肉／改善虛弱體質

提高腸胃功能的食材

糙米／對倦怠感、無力感、情緒不穩定也有效
地瓜／改善水腫、呼吸急促、便秘
大豆／改善疲勞、疣、意氣消沉
南瓜／改善疲勞、呼吸急促、無力感
高麗菜／緩和老化、肌肉萎縮
蠶豆／改善疲勞、呼吸急促、水腫
菜豆／改善無力感、水腫
鯛魚／改善水腫、母乳不足

配合季節的食材挑選原則

中醫和藥膳學認為季節的變化也會對人體帶來很大的影響。因此挑選食材時應該配合春夏秋冬四季來做選擇！

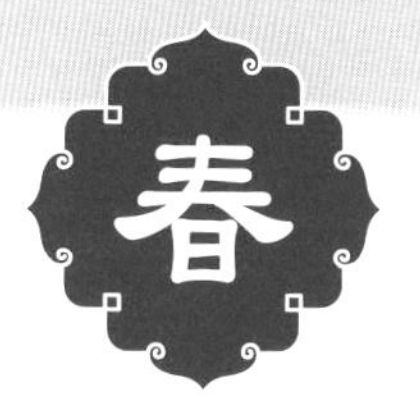

清除冬季囤積的老廢物質，
讓體內的循環變好。

◎改善氣、血循環

西洋菜、茼蒿、水芹、西洋芹、柚子、旗魚

◎清除老廢物質

小白菜、白蘿蔔、海瓜子、竹筍、海帶

去除多餘的濕氣和熱氣，
補充體內的元氣。

◎去除多餘的濕氣

玉米、冬瓜、小黃瓜、茄子、毛豆、蠶豆、西瓜

◎去除多餘的熱氣

牛蒡、青江菜、冬粉、苦瓜、薄荷、豆芽菜、鳳梨

◎補氣養身

山藥、高麗菜、青豆、南瓜、酪梨、鰹魚、章魚、鮭魚

保護身體免於乾燥，
溫熱身體準備過冬。

◎防止乾燥

杏鮑菇、橄欖、木耳、鴨肉、梨子、杏桃、無花果

◎溫熱身體

蔥、薑、核桃、鮭魚、雞肉、黑糖

增加血液循環、溫熱身體，
提高生命力與免疫力。

◎增加血液循環、溫熱身體

洋蔥、黑棗、黑豆、鯖魚、柳葉魚、黑糖、酒粕

◎提高生命力與免疫力

青花菜、白花椰菜、乾香菇、蝦子、鰻魚、肉桂、羊肉

使用清淡調味、運用食材組合，讓排毒效果更加乘！

根據體質、症狀和季節挑選食材後，就可以開始製作排毒湯了！不過，在藥膳學中所有的調味料或辛香料也都具有各自的性質、功效，可以加以運用，因此接下來將簡單介紹調味對料理的影響。

為了提升排毒效果，盡可能多使用鹽、醋、醬油、味噌之類的基本調味料，並且儘量讓調味清淡。砂糖、人工添加物、化學調味料等等會阻礙排毒效果，所以請避免使用。先依照書中食譜做做看，要是覺得調味不足的話，再加入一些辛香料或辛香類蔬菜、柑橘類來提味。這些調味料與辛香料的性質和功效請參考左頁。

再者，也要注意食材的組合。將同樣溫性的食材組合在一起，會讓身體發熱的作用增強，而如果將溫、熱性的食材和涼、寒性的食材組合在一起，就會讓溫熱與冷卻的作用同時趨緩。調味亦是如此，例如，用熱性強的辣椒搭配寒性的小黃瓜的話，這個料理對身體的降溫作用就會比較低。甚至，把小黃瓜做成熱熱的湯來吃，或是把溫性的雞肉做成冷盤食用等等，都可以讓食材的效果變得溫和。

調味料・辛香料的性質和功效

從基本的鹽到各式各樣的辛香料都有個別的性質和功效，
請配合體質或症狀選出適合的吧！

	性質	功效
鹽	寒性／鹹味	去除體內多餘的熱／改善紅腫／解毒作用
醋	溫性／酸味、苦味	促進血液循環／改善消化不良、食欲不振／改善紅腫
黑糖	溫性／甘味	改善虛寒／改善食欲不振／消除疲勞
白糖	涼性／甘味	緩和宿醉的不適／改善胃痛／改善乾咳、口渴
蜂蜜	平性／甘味	滋潤身體／改善便秘／改善皮膚的乾燥
胡椒	熱性／辛味	改善肚子的虛寒，或因虛寒引起的嘔吐／改善食欲不振、消化不良
醬油	寒性／鹹味	改善面皰、化膿症狀
味噌	溫性／甘味、鹹味	補氣／改善腹部虛寒／解毒作用
酒	溫性／甘味、辛味、苦味	改善關節疼痛、肌肉僵硬／改善虛寒、因虛寒引起的疼痛
味醂	溫性／甘味	改善虛寒
魚露 ※1	溫性／鹹味、甘味	補氣／改善眼睛、肌肉的疲勞／促進血液循環
米麹 ※2	溫性／辛味、甘味	改善腹脹／提升氣的循環／促進消化
豆瓣醬 ※3	溫性／鹹味、辛味	改善虛寒／改善食欲不振
黃芥末	溫性／辛味	調節胃部的運作／改善消化不良／舒緩鼻塞
橄欖油	涼性／甘味、酸味、辛味、澀味	改善喉嚨痛、咳嗽／改善皮膚乾燥／改善便秘
芝麻油	涼性／甘味	改善便秘／改善皮膚乾燥
薑黃 ※4	溫性／苦味、辛味	促進血液循環／舒緩關節疼痛／改善月經不順
奶油	平性／甘味	改善便秘／改善皮膚乾燥／舒緩口渴
肉桂	熱性／辛味、甘味	緩和因虛寒引起的胃痛、腹痛／改善手腳冰冷／改善凍瘡
八角	溫性／辛味、甘味	促進氣的流動／緩和因虛寒引起的腰痛／改善噁心
辣椒	大熱性／辛味	改善虛寒／改善因虛寒引起的腹痛／改善腹脹
山椒	溫性／辛味	改善因虛寒引起的腹痛／改善胸悶／緩和牙痛
花椒	熱性／辛味	解毒作用／改善消化不良／改善因虛寒引起的腹痛、水腫
白芝麻	平性／甘味	改善便秘／改善皮膚乾燥、肌膚問題
黑芝麻	平性／甘味	減緩足腰部衰退、白髮問題／緩和暈眩、失眠／改善便秘
陳皮	溫性／辛味、苦味	改善腹脹／改善嘔吐、腹瀉、消化不良／止咳化痰

※1 以日本鯷魚製成的魚露作為基準。 ※2 鹽麴的性質就是米麴再加上鹽的性質。
※3 豆瓣醬指的是中式的辣豆瓣醬。 ※4 薑黃是咖哩粉的主要香料。

藉由食材的組合與烹調法調整功效

相同性質的食材組合

身體著涼，
產生因虛寒而引起的症狀時
溫性＋溫性
⬇
能增強暖和身體的作用

體內匯聚過多的熱，
出現因燥熱而引起的症狀時
涼性＋涼性
⬇
能增強冷卻身體的作用

不同性質的食材組合

想溫和地暖和身體時
溫性（或是熱性）＋**涼性**（或是寒性）
⬇
能減緩溫熱的作用，
使加熱速度不會過於激烈

想溫和地去除熱度時
涼性（或是寒性）＋**溫性**（或是熱性）
⬇
能減緩冷卻的作用，
使降溫速度不會過於激烈

有的食材加熱後會改變性質

生的大蒜
熱性
辛味

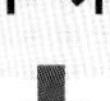

加熱後的大蒜
溫性
甘味

生的蓮藕
寒性
甘味
⬇
加熱後的蓮藕
平性
甘味

食材功效會因烹調方式而變化

食材溫熱或冷卻身體的作用會隨著烹調方式而產生改變。譬如說，溫性食材的溫熱作用會依照這樣的順序而增強：常溫 ➡ 汆燙 ➡ 煮湯、清蒸 ➡ 燒烤 ➡ 高溫油炸、熱炒。相反的，涼性食材則會依照這樣的順序而減緩冷卻的效果。

PART 2

用日常食材做最強排毒湯

食譜篇

排毒效果好的食材，
並不是什麼特別或稀有的食材，
平常我們食用的蔬菜、海藻、豆類等等，
這些東西都具有高度的排毒效果。

接下來將嚴選20種最強的排毒食材，
說明其性質與功效、烹調技巧，
然後用這些食材設計70道簡單易做的湯品。
各個食譜中也列出了適用體質與症狀，
以及組合在一起的材料們各有什麼效用，
作為各位在烹調與食用時的參考。

最強排毒食材1

高麗菜

排出體內多餘的水分，調節腸胃的運作。

甘味
平性

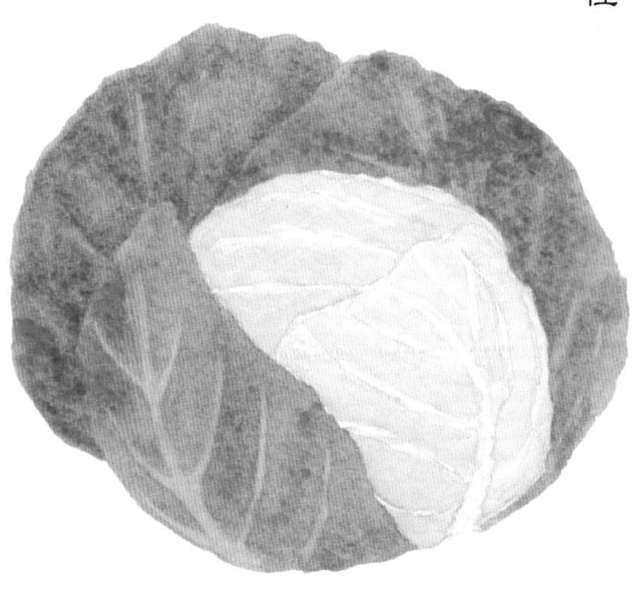

〔功效〕

・去除體內多餘的水分。
・幫助消除疲勞、倦怠感。
・改善腸胃機能、調節運作。
・改善胃脹氣、嗝氣、胸悶、胃痛、腹部脹氣。
・有效預防消化器官的潰瘍。

〔營養〕

富含鉀、維生素C、維生素K等等。其中名為「維生素U」的成分，能修復腸胃受損，有對抗胃潰瘍的作用。因為以上這些成分皆是水溶性的，所以做成湯的方式來食用最能有效吸收。

烹調的技巧

如果吃太多生的高麗菜，會讓身體受寒，所以要特別小心。生吃的時候，配合能溫熱身體的溫性食材（如雞肉、大蒜、薑、肉桂等等）一起食用較好。

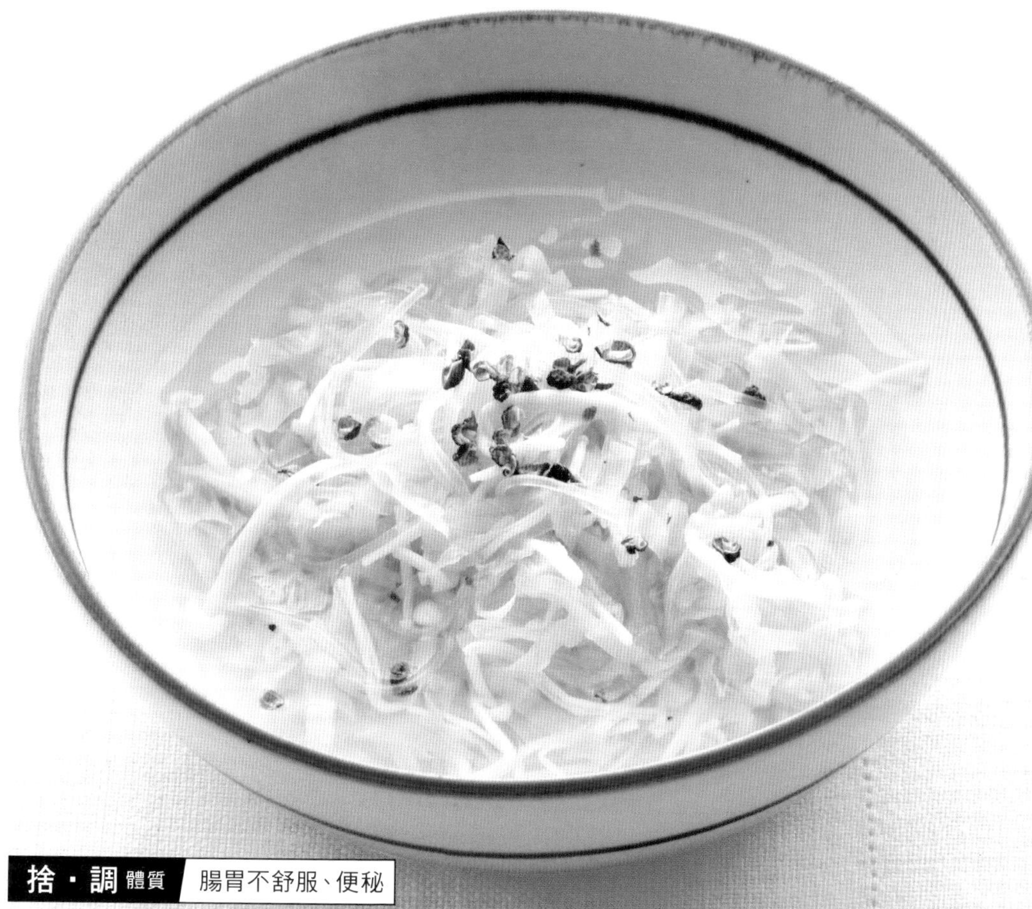

捨・調 體質 腸胃不舒服、便秘

高麗菜金針菇湯

材料〔2 人份〕

高麗菜…150g
金針菇…50g
冬粉…20g
A | 水…450ml
  | 鹽…1/4 茶匙
醋…1 湯匙
花椒…1 茶匙

作法

1 高麗菜切成細絲，金針菇去除根部後對切一半，冬粉用廚房剪刀剪成一半，花椒剁碎。

2 在鍋子中放入高麗菜、金針菇、材料 A，煮沸後轉小火、蓋上鍋蓋，等高麗菜煮軟後再放入冬粉，煮到冬粉變軟為止。

3 加入花椒碎、醋後即可關火。

・食材的組合・

金針菇（平性、甘味）對解毒、便秘有效，亦能改善肥胖。綠豆冬粉（寒性、甘味）能去除體內多餘的熱和水。最後加上花椒（熱性、辛味）讓寒、熱的平衡變好，是這道菜的重點。

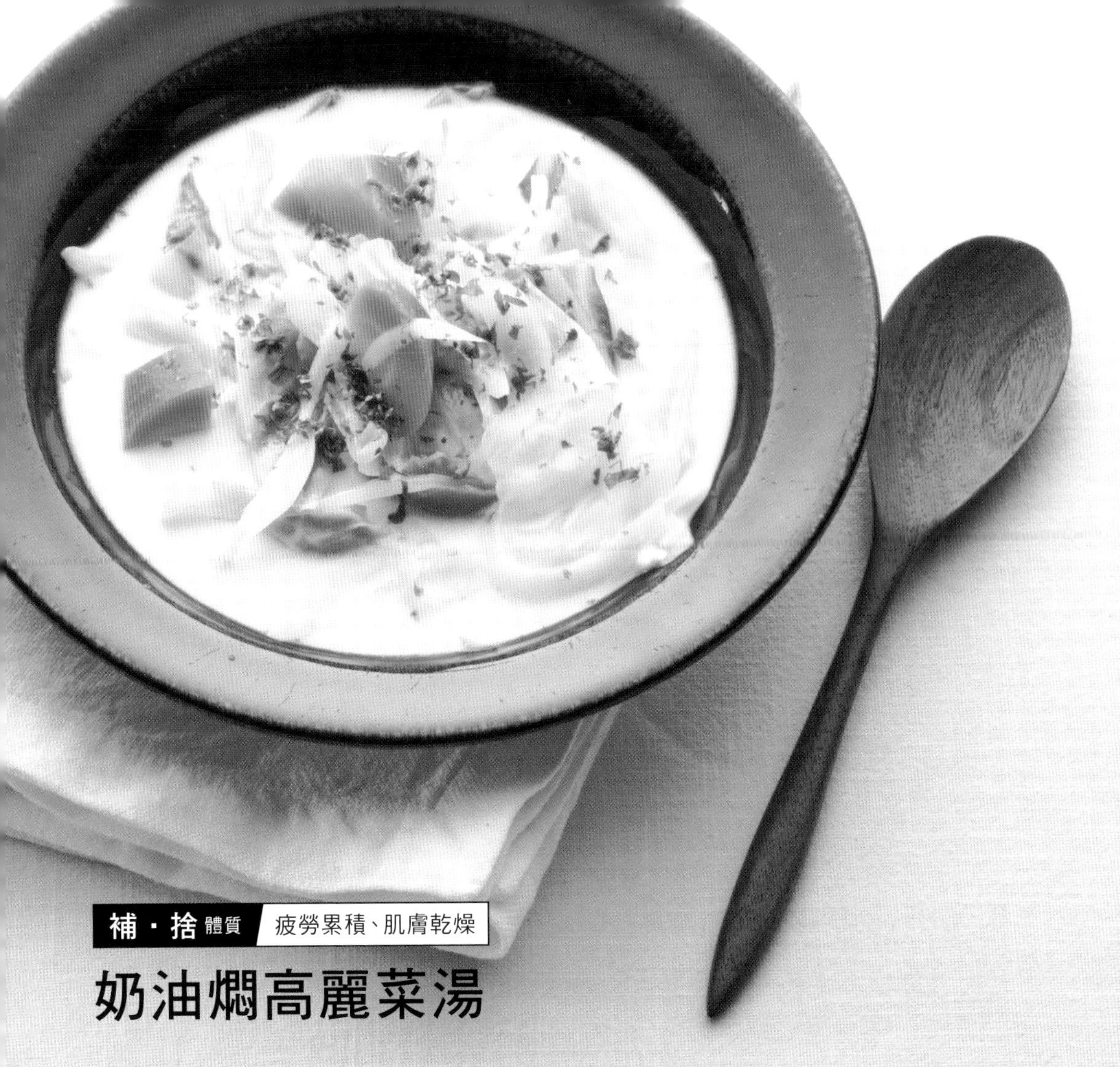

補・捨 體質 疲勞累積、肌膚乾燥

奶油燜高麗菜湯

材料〔2人份〕

高麗菜…200g
紅蘿蔔…50g
洋蔥…1/6個
奶油…20g
A | 水、牛奶…各200ml
 | 鹽…1/4茶匙
巴西里…適量

作法

1 高麗菜切成大塊，紅蘿蔔切成小滾刀塊，洋蔥切成薄片。

2 在鍋子中融化奶油，加入切好的蔬菜，用中火炒一下後，轉小火蓋上蓋子燜10分鐘（中間要攪拌幾次，避免燒焦黏底）。

3 加入材料A，等到湯變熱了之後就關火。盛入容器，撒上切碎的巴西里即可。

・食材的組合・

奶油（平性、甘味）具有改善便秘、皮膚乾燥、口渴的功效，並且能幫衰弱的內臟補充營養。

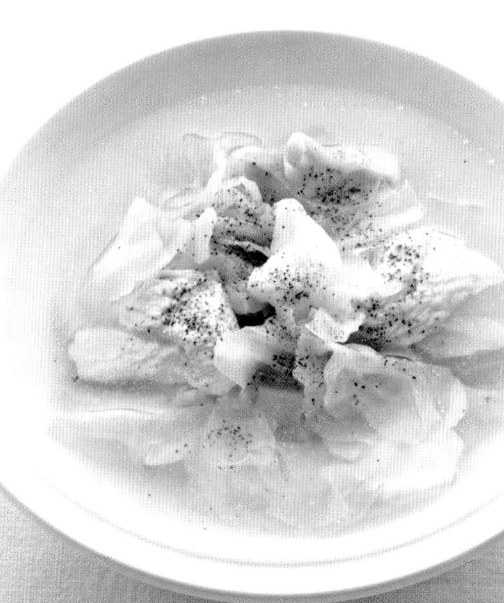

補・捨・調 體質 身體受寒、感覺快感冒

高麗菜雞肉大蒜湯

材料〔2 人份〕

高麗菜…150g
雞胸肉…100g
大蒜…1/2 瓣

A | 水…450ml
  | 鹽…1/4 茶匙
粗粒黑胡椒…適量

作法

1 雞肉儘量切薄備用。高麗菜切成大塊、大蒜切碎，和材料 A 一起放入鍋子。

2 把鍋中的材料煮沸後，轉小火加蓋，繼續煮到高麗菜軟化。

3 再將雞肉加入鍋中，稍微攪拌一下後，蓋上鍋蓋關火。放置 3 分鐘等雞肉燜熟後，盛入容器，撒上黑胡椒即可。

・食材的組合・

雞肉（溫性、甘味）可以補氣，加熱後的大蒜（溫性、甘味）可以溫熱身體，兩者都能幫助體力提升、加強免疫力。

補・捨 體質 腸胃不舒服、有失眠傾向

高麗菜炒蛋湯

材料〔2 人份〕

高麗菜…150g
雞蛋…2 顆
鹽…1 撮

A | 水…400ml
  | 醬油…1 茶匙
芝麻油…4 茶匙

作法

1 高麗菜切成小塊。把一半的芝麻油倒入熱鍋中，用大火快炒高麗菜後，撒上鹽巴。

2 將剩下的芝麻油畫圓倒入鍋中，再放入打散的蛋，迅速拌炒，最後加入材料 A 煮沸即可。

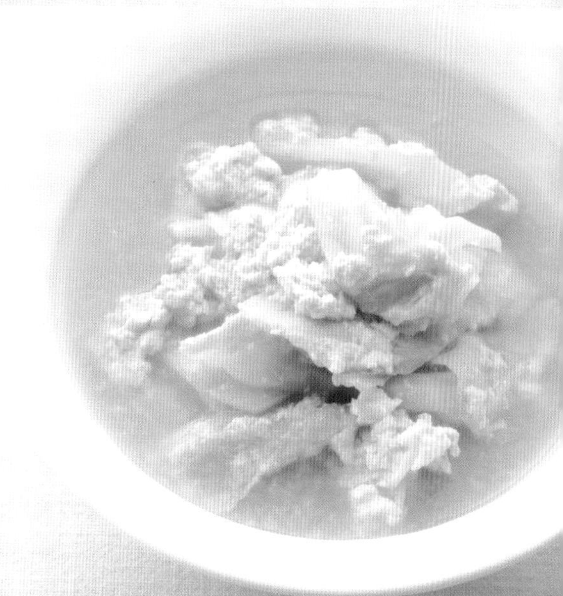

・食材的組合・

雞蛋和高麗菜都是平性、甘味，能調節腸胃機能、提升體力，另外，雞蛋也能改善失眠和穩定情緒。

大白菜

甘味
平性

排出體內多餘的熱與老廢物質，使腸胃的運作變好、改善便秘。

〔功效〕

・去除體內多餘的熱。
・消解煩躁和精神上的不安。
・改善便秘。
・改善胃脹氣、消化不良。
・調整腸胃的運作、消除胸悶。

〔營養〕

除了有鈣質和維生素C，還有人體造血時不可或缺的葉酸，也含有大量能幫助鹽分排出的鉀。更因為成分中的95%是水分，所以是每100克只有14大卡的低卡路里蔬菜。

烹調的技巧

大白菜的產季主要在冬天，挑選時推薦找菜葉完整、菜芯緊實、拿起來感覺特別重的。接近芯的地方軟軟的，生吃也有甜味，稍微加熱就可以直接食用。

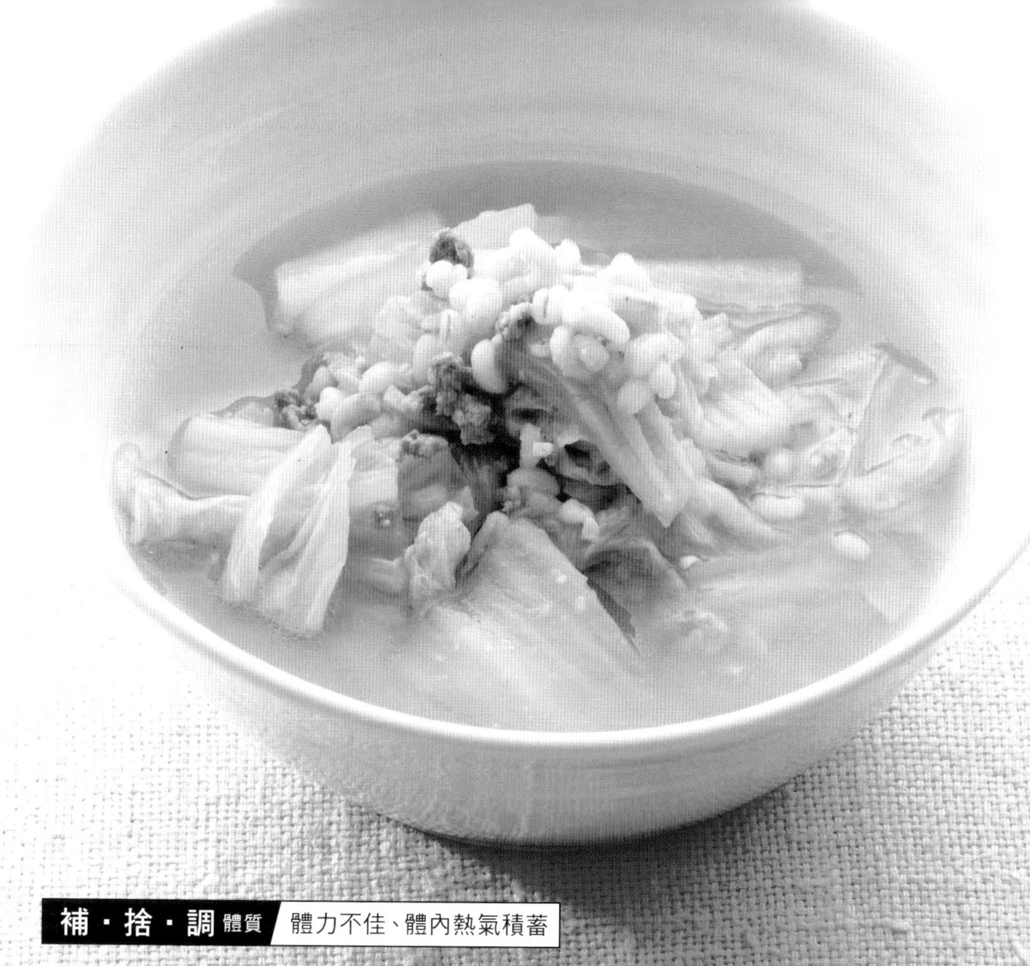

補・捨・調 體質　體力不佳、體內熱氣積蓄

大白菜豬肉糯麥湯

材料〔2 人份〕

大白菜…200g
豬絞肉…50g
糯麥仁…40g
薑…1 片
A｜水…450ml
　｜鹽…1 撮
　｜味噌…1 湯匙
橄欖油…2 茶匙

作法

1 大白菜切成大塊，薑切碎。

2 在鍋中放入橄欖油、切好的大白菜和薑、豬絞肉，用中火翻炒。

3 待大白菜稍微軟化後，加入材料 A、糯麥仁煮沸，轉小火、蓋上鍋蓋，再煮 15 分鐘即可。

・食材的組合・

糯麥是大麥（涼性、甘味、鹹味）的一種，口感比較有彈性，能幫身體補氣，改善體力不足，調節胃部的運作，去除體內多餘的熱。大白菜和豬肉的組合對改善營養不良和貧血也很有效。

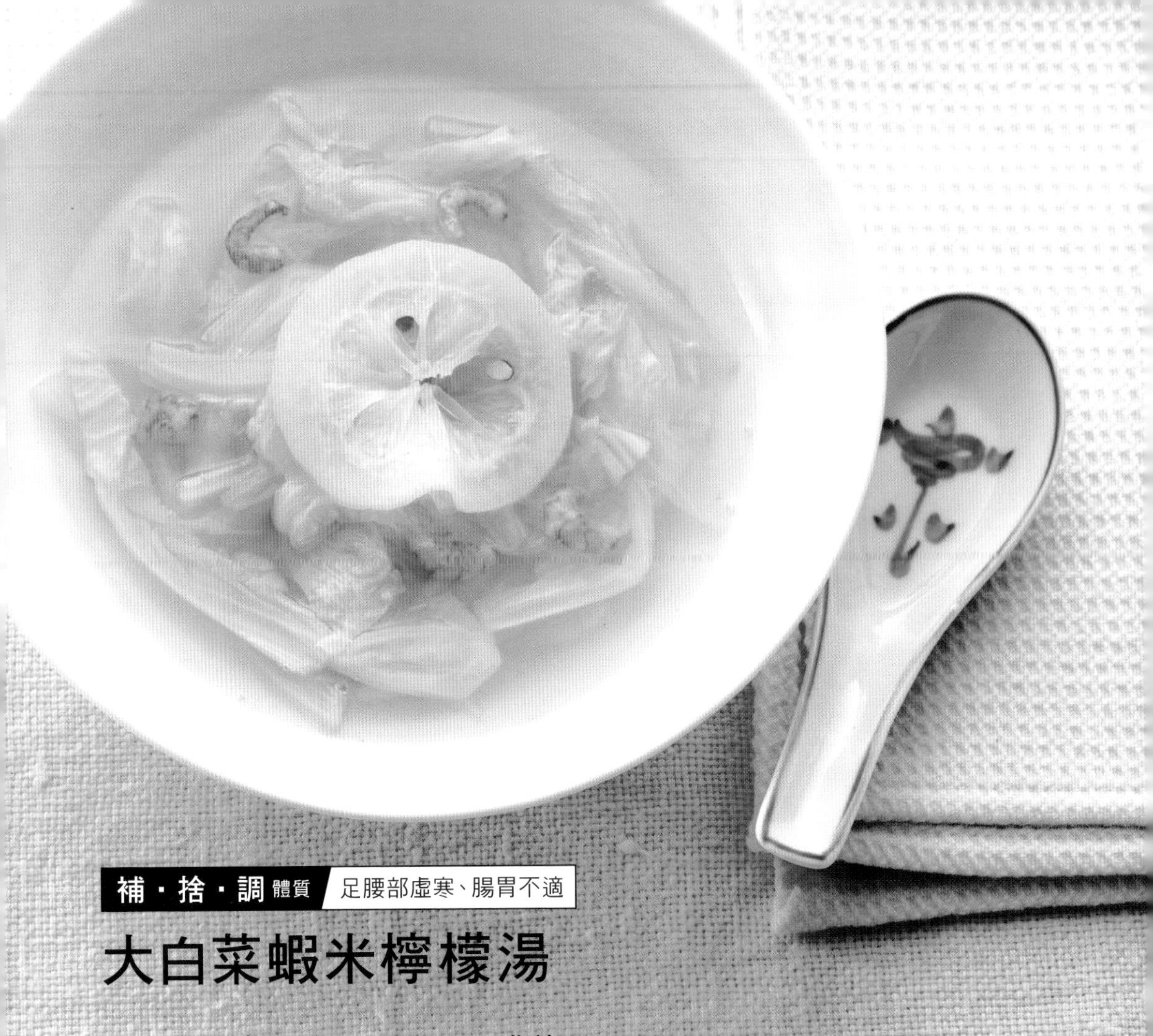

補・捨・調 體質　足腰部虛寒、腸胃不適

大白菜蝦米檸檬湯

材料〔2人份〕

大白菜…200g
小蝦米…5g
檸檬（無農藥、切圓片）…2片
水…450ml
A｜酒…1湯匙
　｜魚露…略多於1茶匙
　｜鹽…1撮

作法

1 把小蝦米和量好的水一起放入鍋中，在冰箱靜置一晚泡軟。

2 大白菜沿著纖維切成細長狀。

3 在作法1的鍋中放入切好的大白菜、檸檬片、材料A，煮至沸騰後，轉小火加蓋，再煮5分鐘即可。

・食材的組合・

蝦米（溫性、甘味、鹹味）能改善足腰部的虛寒和疼痛，以及食欲不振。與大白菜組合時能取得陰陽平衡，讓彼此的功效更容易發揮出來。

補・捨・調 體質 咳嗽、喉嚨有痰

大白菜鮪魚咖哩湯

材料〔2 人份〕

大白菜…200g

鮪魚罐頭（油漬）…1 罐（70g）

A | 杏仁奶…200ml

水…200ml

鹽…1/4 茶匙

咖哩粉…2 茶匙

作法

1 大白菜橫切成片狀，放入鍋中，加入鮪魚罐頭（連湯汁一起）、材料 A 煮沸。

2 煮沸後轉小火加蓋，煮到大白菜軟化為止。

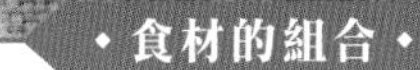

・食材的組合・

杏仁（平性、甘味）能滋潤肺部、止咳化痰，對改善便秘也有效果。

捨 體質 感覺水腫或肥胖

大白菜昆布湯

材料〔2 人份〕

大白菜…200g

細絲昆布…5g

A | 高湯…450ml

鹽…1/6 茶匙

淡口醬油…1 茶匙

作法

1 大白菜橫切成片狀，放入鍋中，加入材料 A 煮沸。

2 大白菜煮軟後，將細絲昆布一邊用廚房剪刀剪短，一邊加入鍋中，完成後關火。

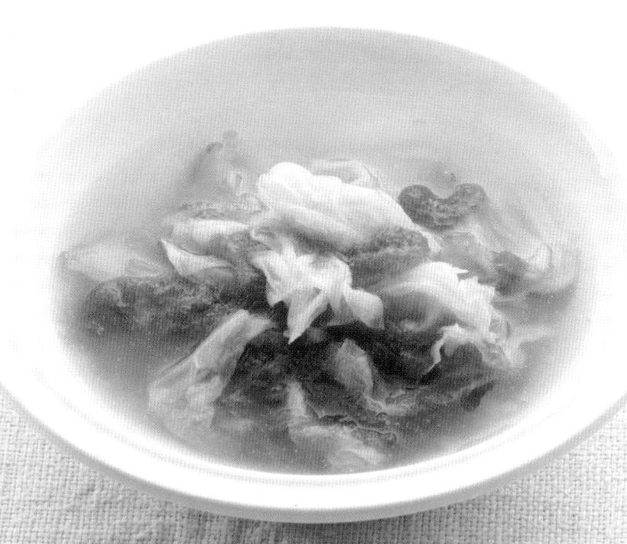

・食材的組合・

昆布（寒性、鹹味）能去除體內多餘的水分，對水腫、便秘、肥胖、高血壓的改善皆有效果。

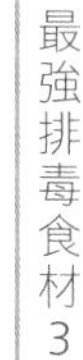

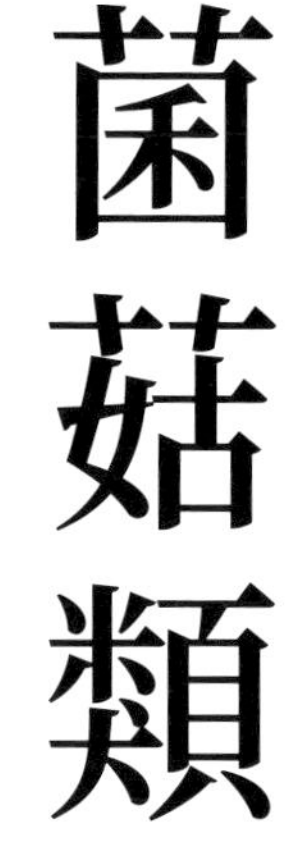

補充活動能量來源的「氣」，排出毒素、改善便秘或肥胖。

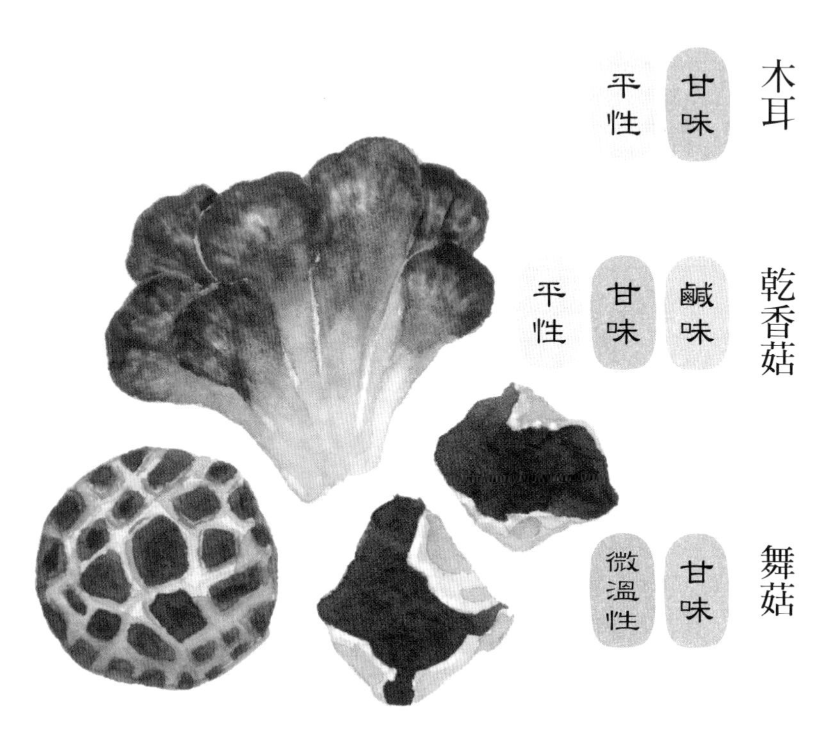

〔功效〕

・補氣，消除疲勞。
・改善便秘、肥胖。
・提高免疫力。
・預防老化。
・改善高血壓。

〔營養〕

β－葡聚醣（菌菇類的膳食纖維）除了有抗癌作用，以及幫助提升免疫力，還能使腸內細菌活性化，讓排便變得更順暢。

烹調的技巧

乾燥的香菇最好用冷水慢慢泡軟，用熱水或微波爐強迫軟化可能會破壞組織、使營養流失。

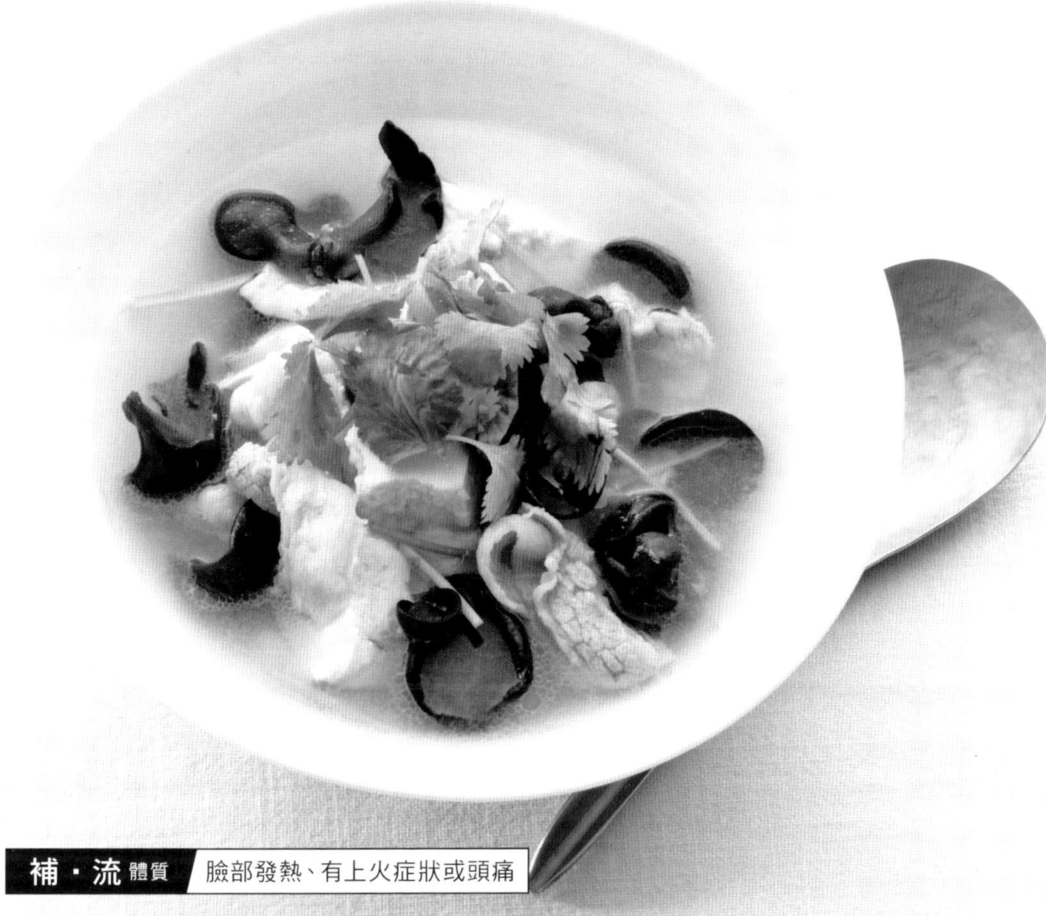

補・流體質　臉部發熱、有上火症狀或頭痛

木耳豆腐酸辣湯

材料〔2 人份〕

黑木耳…4g
板豆腐…150g
豬肉（切薄片）…80g
芝麻油…1/2 湯匙
A｜水…400ml
　｜醋…1 湯匙
　｜魚露…1+1/2 茶匙
辣油…少許
香菜…適量

作法

1 黑木耳泡水軟化，大的要撕成小塊。

2 在鍋中放入芝麻油、黑木耳、豬肉，以中火快炒一下後，加入材料 A 和隨意切小塊的豆腐。

3 一煮沸就馬上關火，盛入容器後淋上辣油、撒上切好的香菜即可。

・食材的組合・

豆腐（寒性、甘味）能去除體內多餘的熱，而香菜和辣油能溫熱身體，兩邊相乘後作用較為溫和。另外，香菜也能幫助改善頭痛、消化不良。

補・調・流 體質 排便不順、感覺沒有精神

香菇牛肉雜炊湯

材料〔2 人份〕

乾香菇⋯6 個
牛肉（切絲）⋯100g
五穀飯⋯120g
A | 水⋯250ml
　| 鹽⋯ 2 撮
　| 醬油⋯1 茶匙
芝麻油⋯1 湯匙
鴨兒芹⋯適量

作法

1 乾香菇泡水一晚軟化，切掉香菇頭後切成薄片，保留香菇水 200ml。

2 在鍋中放入芝麻油預熱，加入香菇片、牛肉快炒一下，再加入香菇水、材料 A 和五穀飯。

3 煮沸後放入切段的鴨兒芹即可。

・食材的組合・

牛肉（平性、甘味）能補氣、補血，幫助消除疲勞、恢復體力。如果有排汗過度的問題，也可以在這道湯中加一些醋，有助調節。

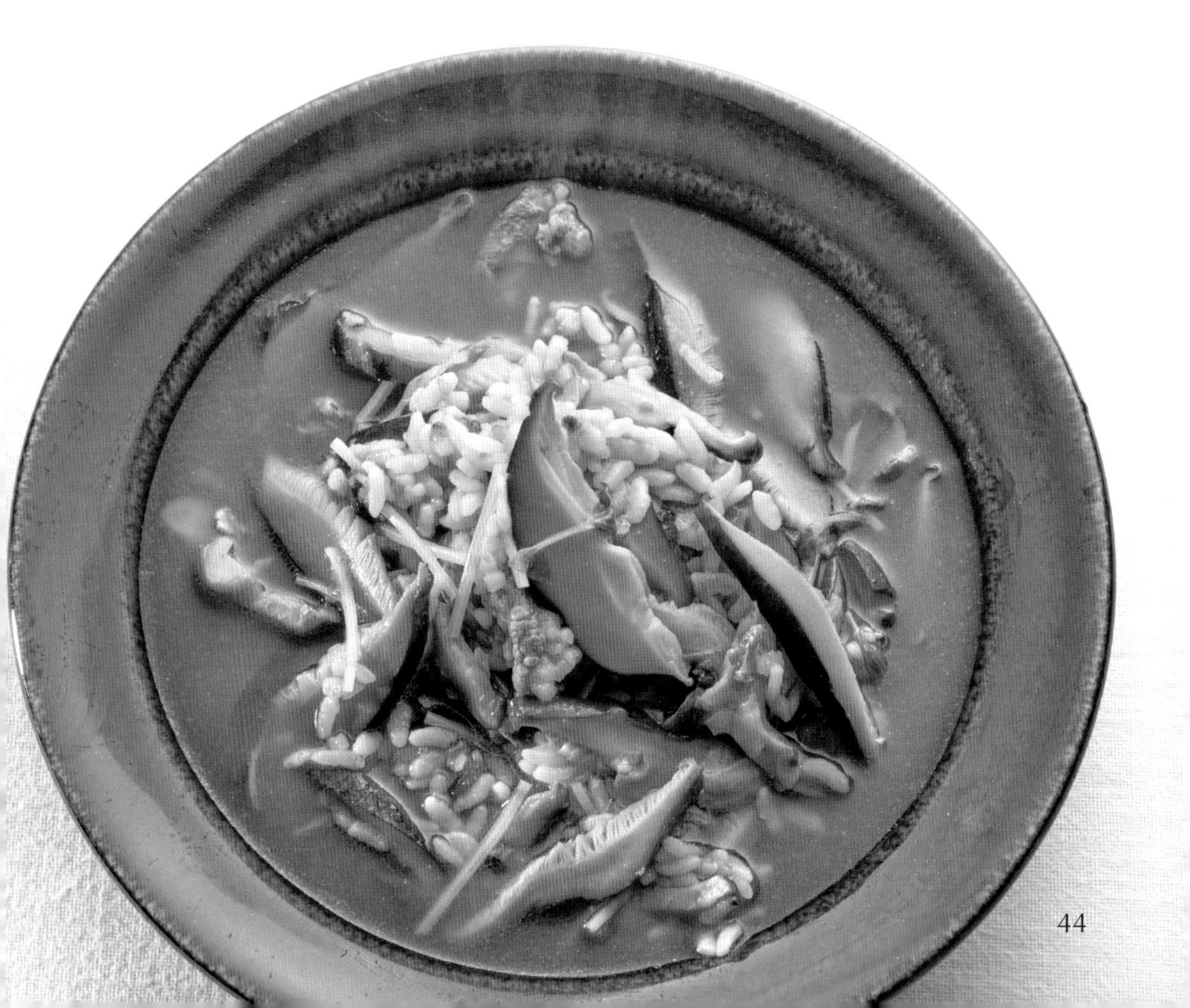

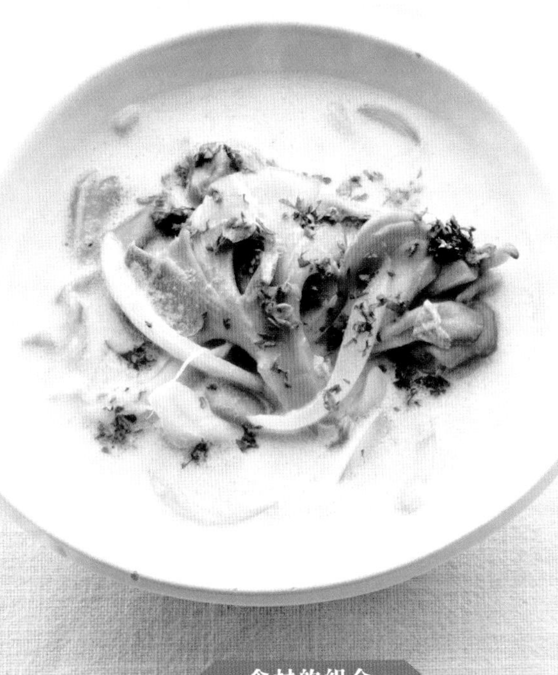

補・捨體質　想要減重、消腫

舞菇豆漿湯

材料〔2 人份〕

舞菇…100g
洋蔥…1/4 個
橄欖油…1 湯匙
A | 水、豆漿 …各 150ml
　| 鹽…1/4 茶匙
巴西里…適量

作法

1 舞菇剝成容易食用的大小、洋蔥切成薄片，和橄欖油一起放入鍋中，以中火慢慢炒熟。

2 等到食材開始轉褐色後，加入材料 A 煮沸，接著轉小火再煮 1 分鐘左右。盛入容器，撒上切碎的巴西里。

• 食材的組合 •

豆漿（平性、甘味）也有排毒作用，可以和舞菇一起排出體內的老廢物質。

補・捨體質　覺得水腫、肥胖

舞菇海苔湯

材料〔2 人份〕

舞菇…100g
碎海苔…1 大片
芝麻油…1 湯匙

A | 高湯…400ml
　| 鹽…1 撮
　| 淡口醬油…1 茶匙

作法

1 舞菇剝成容易食用的大小，芝麻油倒入預熱好的鍋子中後，以中火慢慢把舞菇炒熟。

2 等到舞菇變成褐色後，加入材料 A 煮沸，轉小火再煮 1 分鐘左右。

3 盛入容器，撒上碎海苔即可。

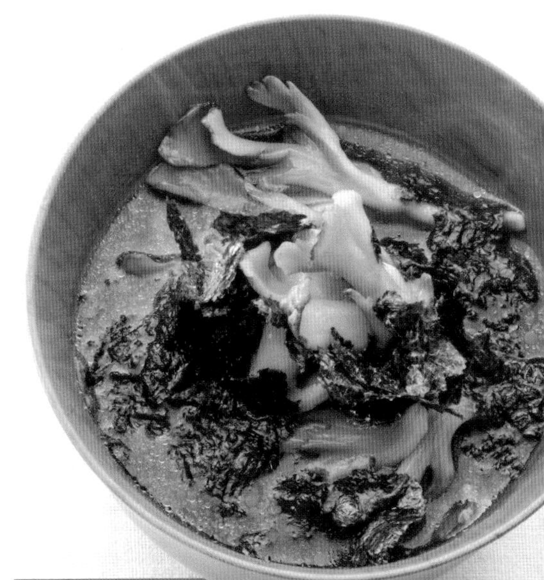

• 食材的組合 •

海苔（寒性、甘味、鹹味）可以改善水腫、失眠、咳嗽，也有利尿作用。

最強排毒食材4

海帶芽

鹹味
涼性

提高水分代謝，使水的循環變好，
預防與排除水毒引起的不適。

〔功效〕

・去除多餘的水分。
・去除含溼氣的熱氣（酒毒等）。
・軟化肌膚紅腫。
・改善水腫、肌肉硬塊。

〔營養〕

富含大量的鉀、鈣、鎂等礦物質，且有豐富的水溶性膳食纖維。其中，海藻酸也具有排出鹽分、降低膽固醇的作用。

烹調的技巧

處理鹽漬海帶芽的時候，要充分清洗浸泡，軟化後擰乾再切塊。鹽漬過的海帶比乾燥的更有咬勁，而且依據產地不同又有些許差異，有的吃起來軟軟的，也有些是脆脆的。

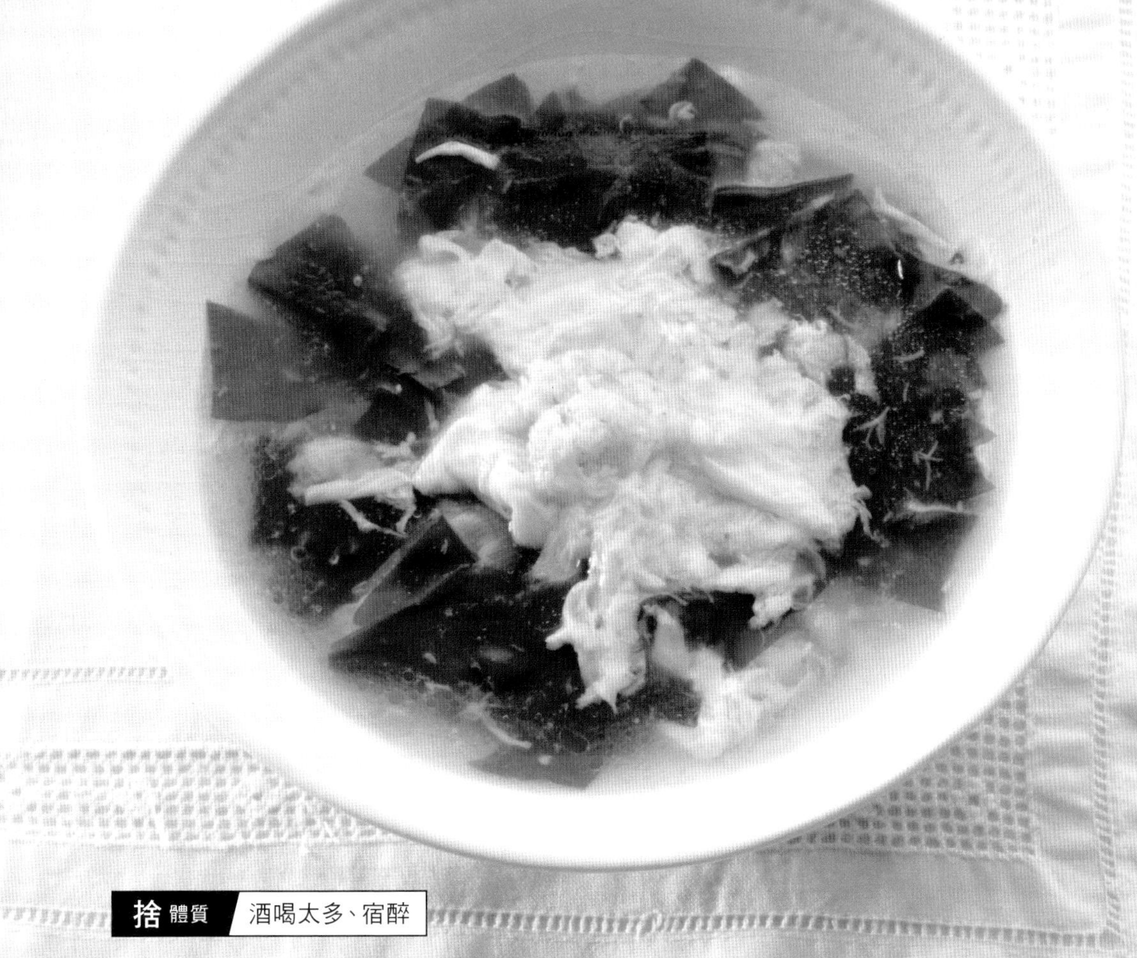

捨 體質 酒喝太多、宿醉

海帶螃蟹蛋花湯

材料〔2 人份〕

海帶芽（鹽漬）…20g
螃蟹罐頭…1 罐（55g）
大蔥…15cm
雞蛋…1 顆

A｜水…400ml
　鹽…1/4 茶匙
　芝麻油…2 茶匙

B｜太白粉…1 茶匙
　水…2 茶匙

作法

1 海帶芽充分清洗浸泡，軟化後擰乾切成大塊。大蔥斜切成薄片。

2 在鍋中放入海帶芽、材料 A、螃蟹罐頭（連湯汁一起），煮沸後轉小火再煮 1 分鐘左右，加入大蔥，倒入攪拌均勻的材料 B，增加稠度。

3 將打散的蛋畫圓倒入，讓蛋花輕輕覆蓋在上面即可。

・食材的組合・

螃蟹（寒性、鹹味）有鎮定臉部發熱的作用，可幫助改善黃疸、減緩煩躁。在營養學上也被證實有能幫助肝臟機能運作的成分，和能去除酒毒的海帶一起食用會產生相乘效果。

補・捨・調 體質　水腫、關節有異狀

海帶薏仁豆漿湯

材料〔2人份〕

海帶芽（鹽漬）…20g
薏仁…50g
雞絞肉…60g
洋蔥…1/4個
橄欖油…1湯匙
A　水…200ml
　　鹽…1/4茶匙
豆漿…200ml

作法

1. 薏仁泡水一個晚上，濾乾備用。海帶芽充分清洗浸泡，軟化後擰乾切成大塊。
2. 洋蔥切碎，和橄欖油、雞絞肉一起放入鍋中，以中火慢慢炒熟，再加入薏仁、海帶芽、材料A煮20分鐘左右。
3. 最後倒入豆漿以小火加溫即可。

・食材的組合・

薏仁（涼性、甘味）能除熱降溫，有利尿作用，在改善水腫、傳染性軟疣、皮膚乾燥、肌肉或關節僵硬等方面都有所幫助。另外，這道湯中也加入了溫性的雞肉，能夠緩和過於激烈的冷卻作用。

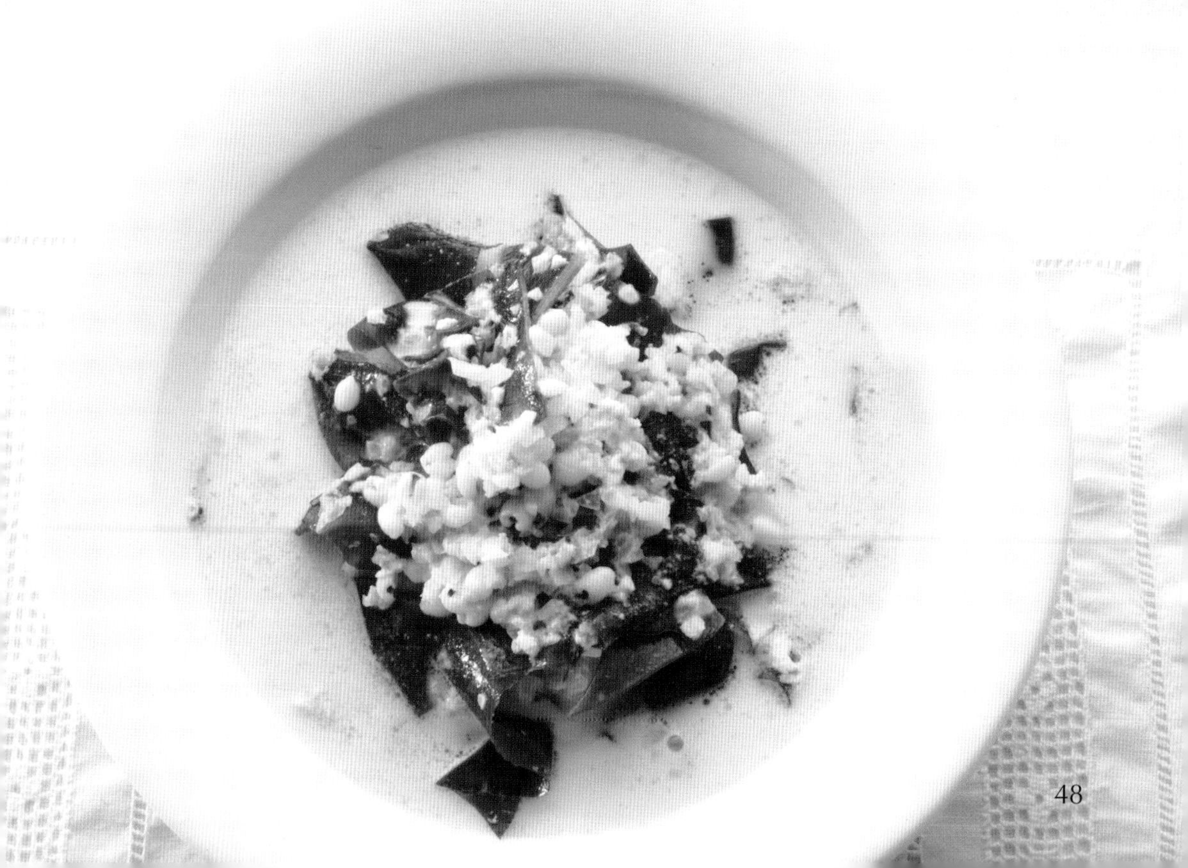

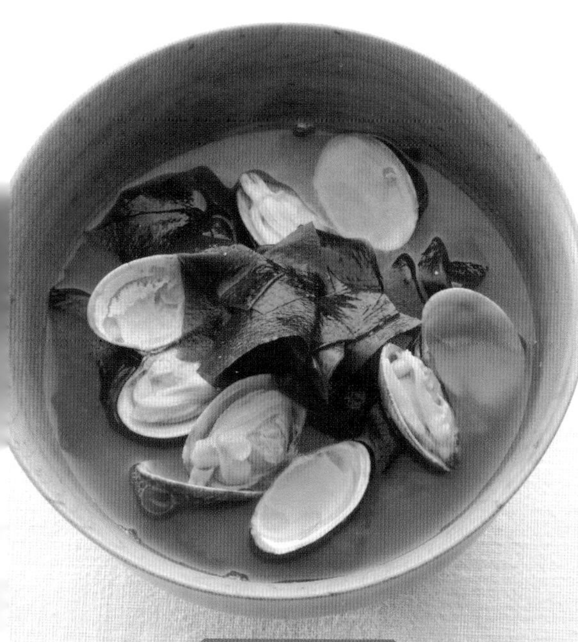

捨 體質 臉部發熱、水腫、焦慮不安

海帶海瓜子味噌湯

材料〔2 人份〕

海帶芽（鹽漬）⋯20g
海瓜子⋯100g
水⋯400ml
味噌⋯1 湯匙

作法

1 海帶芽充分清洗浸泡，軟化後擰乾切成大塊。海瓜子吐沙後清洗乾淨。

2 在鍋子中放入海帶芽、海瓜子、水，煮沸後，轉小火再煮 1 分鐘左右，海瓜子打開了以後加入味噌攪拌均勻即可。

・食材的組合・

海瓜子（寒性、甘味、鹹味）能去除體內多餘的熱和水分，也能幫助改善水腫，調節不安的情緒。

捨 體質 臉部發熱、水腫

海帶小黃瓜冷湯

材料〔2 人份〕

海帶芽（鹽漬）⋯20g
小黃瓜⋯1 根
A 高湯⋯350ml
醬油⋯2 茶匙
芝麻油⋯1 茶匙
醋⋯1 湯匙
蒜泥⋯1/4 茶匙
白芝麻粉⋯適量

作法

1 海帶芽洗淨泡軟後，擰乾切成大塊，放入不鏽鋼瀝水籃中以熱水澆淋後濾乾。

2 把材料 A 拌勻後，加入燙過的海帶芽浸泡，放入冰箱冰到湯變涼。

3 盛入容器，加上刨絲的小黃瓜、撒上白芝麻粉即可。

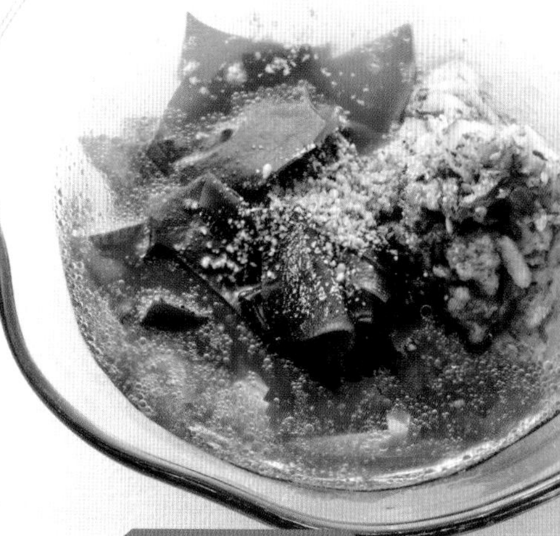

・食材的組合・

小黃瓜（寒性、甘味）能去除熱和水分，有解毒作用，也能改善水腫和口渴。

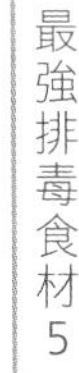

豆芽菜

去除囤積在體內的熱和水，改善因吃太多而引起的不適或水腫。

黃豆芽　甘味　涼性

綠豆芽　甘味　寒性

〔功效〕

- 去除體內多餘的熱和水。
- 改善虛胖。
- 消除水腫。
- 靠解毒作用來改善口內炎或膀胱炎等炎症。
- 緩解宿醉症狀。

〔營養〕

黃豆芽中含有蛋白質，並富含能幫助排毒的膳食纖維和鉀。綠豆芽則具有低熱量的魅力。

烹調的技巧

豆芽菜容易繁衍雜菌，生吃的話有食物中毒的危險，務必清洗後加熱調理再食用。黃豆芽因為有豐富的豆類胺基酸，豆類的鮮味較濃厚。

捨 體質 水腫、虛胖、或有發炎症狀

韓式黃豆芽湯

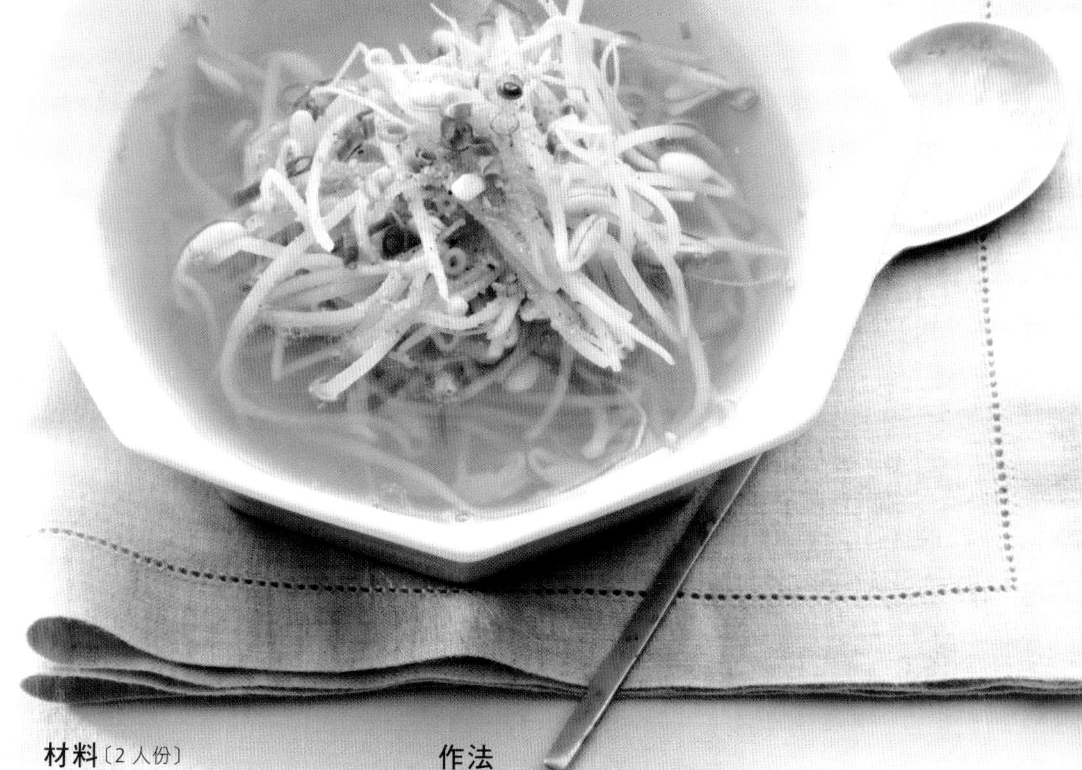

材料〔2人份〕

黃豆芽…200g

A | 小魚乾…15g
  | 水…450ml

B | 鹽…2撮
  | 醬油…略多於1茶匙
  | 芝麻油…1茶匙
  | 蒜泥…少許

白芝麻粉、蔥花…各適量

作法

1 在鍋中放入材料A，浸泡1小時後煮沸，再轉小火煮7～8分鐘，撈出小魚乾。

2 接著放入黃豆芽，煮沸後轉中火煮到變軟。

3 加入材料B煮沸後關火。盛入容器中，撒上白芝麻粉和蔥花即可。

・食材的組合・

溫熱的大蒜（溫性、甘味）能緩和豆芽菜寒涼的屬性，也可以改善感冒或咳嗽，對提升免疫力與體力有所幫助。

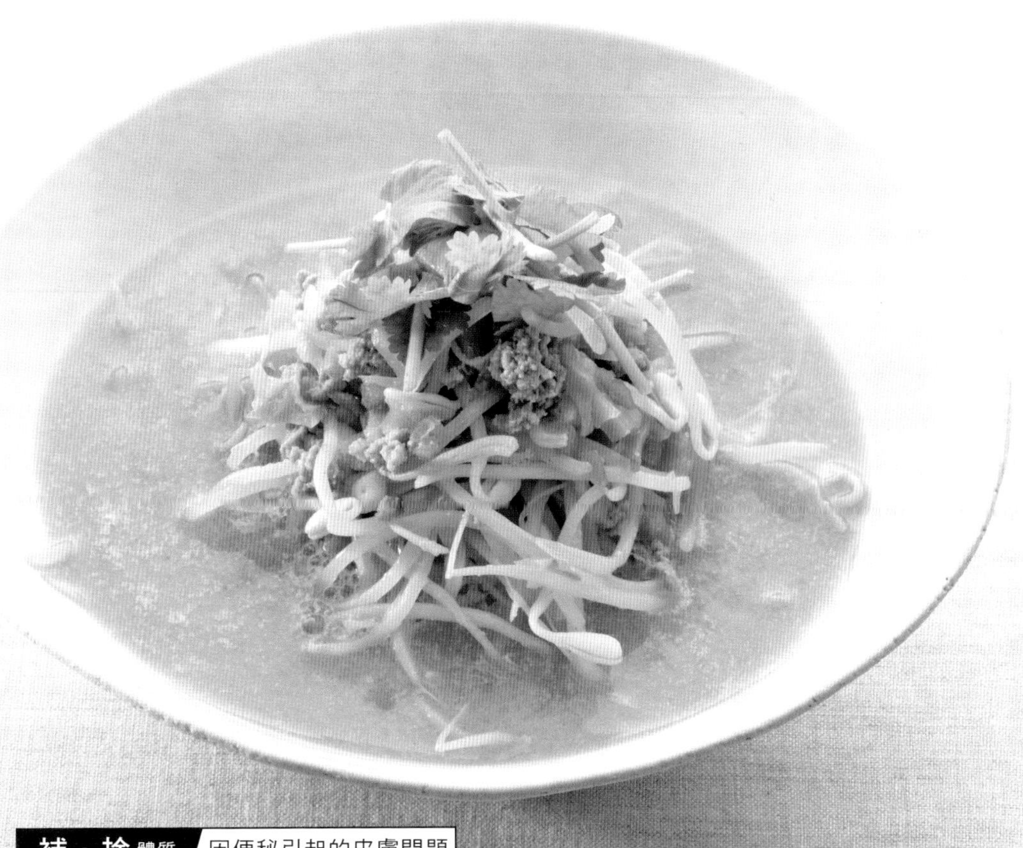

補・捨 體質 因便秘引起的皮膚問題

黃豆芽擔擔湯

材料〔2 人份〕

黃豆芽…200g
豬絞肉…80g
榨菜…40g
薑…1 片
芝麻油…1 湯匙
A
豆瓣醬…1 茶匙
芝麻醬…1 湯匙
水…450ml
醬油…2 茶匙
香菜…適量

作法

1 把榨菜、薑切碎，和豬絞肉、芝麻油一起放入鍋中，以中火拌炒。

2 豬肉熟了之後，加入黃豆芽、材料 A 煮沸，轉小火再煮 3 分鐘左右。

3 盛入容器，擺上切好的香菜即可。

・食材的組合・

芝麻（平性、甘味）依黑、白種類，功效有所不同。白芝麻能滋潤肌膚或腸道，對解決便秘、肌膚問題有所幫助。黑芝麻則有益於改善失眠、足腰部的退化。

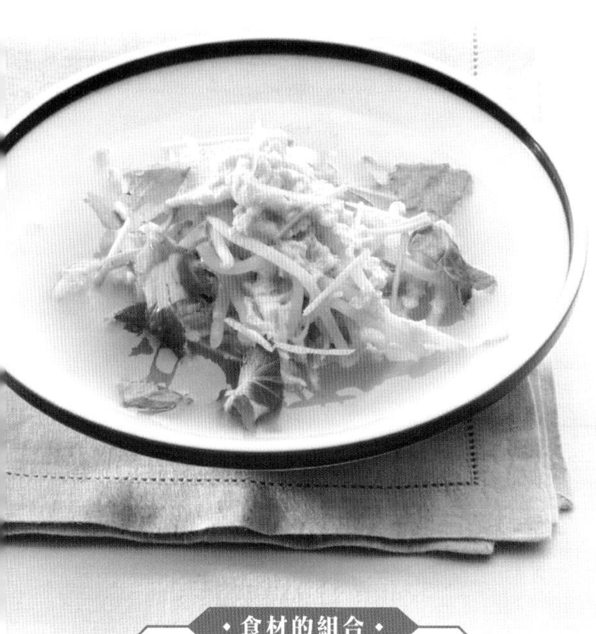

補・捨 體質　感覺煩躁、不安

綠豆芽蛋花湯

材料〔2 人份〕

綠豆芽…200g
雞蛋…2 顆
A | 高湯…400ml
　| 鹽…1/4 茶匙
　| 醬油…少許
鴨兒芹、柚子皮…各適量

作法

1 在鍋中放入材料 A 煮沸後，放入綠豆芽略煮一下。

2 把打散的蛋畫圓倒入，蛋花約略成型後關火。最後撒上切段的鴨兒芹、切絲的柚子皮即可。

・食材的組合・

鴨兒芹（平性、辛味、甘味）有解毒作用，能紓解煩躁的心情，並可改善痰、皮膚搔癢等症狀。

捨 體質　胃脹氣、臉部發熱

綠豆芽泰式清湯

材料〔2 人份〕

綠豆芽…250g
香菜…1 株
大蒜…1 瓣
檸檬（半圓形切片）…2 片
A | 高湯…400ml
　| 魚露…略多於 1 茶匙
　| 辣椒（圓形切片）…少許

作法

1 把香菜的根和莖、大蒜切碎，和材料 A 一起放入鍋中煮沸。

2 再放入綠豆芽煮沸，轉小火再煮 1 分鐘左右後關火，加入切碎的香菜葉。盛入容器後擺上檸檬即可。

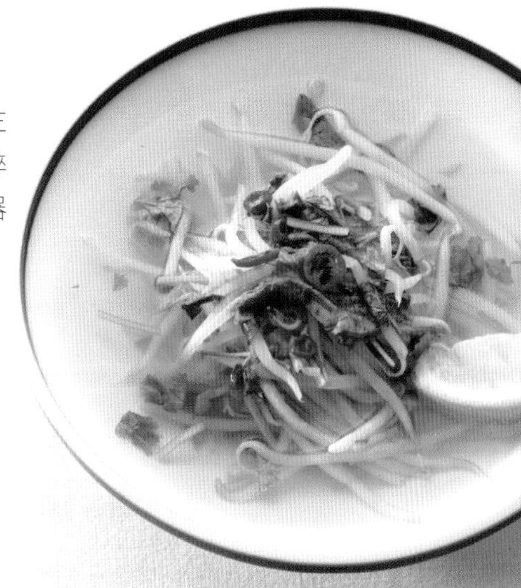

・食材的組合・

香菜（溫性、辛味）能去除體內熱氣，有利尿作用，也有助於改善因穀物引起的消化不良。

最強排毒食材6

西洋芹

排除熱氣，改善上火、便秘症狀，對舒緩壓力也有效。

甘味 苦味

涼性

〔功效〕

・去除體內多餘的熱。
・調節體內氣的運行。
・改善便秘。
・安定心神。
・改善高血壓。

〔營養〕

葉子的部分富含高抗氧化作用的β-胡蘿蔔素，香味成分裡也具有可以紓解壓力、減輕疼痛、改善自律神經失調的成分。

烹調的技巧

從斜面薄切的時候不需要去除表面纖維，如果在意的話，可以用刀子從尾部輕劃一刀撕開。另外，葉子的部分只要稍微煮過，就可以大幅降低生吃時的苦澀味。

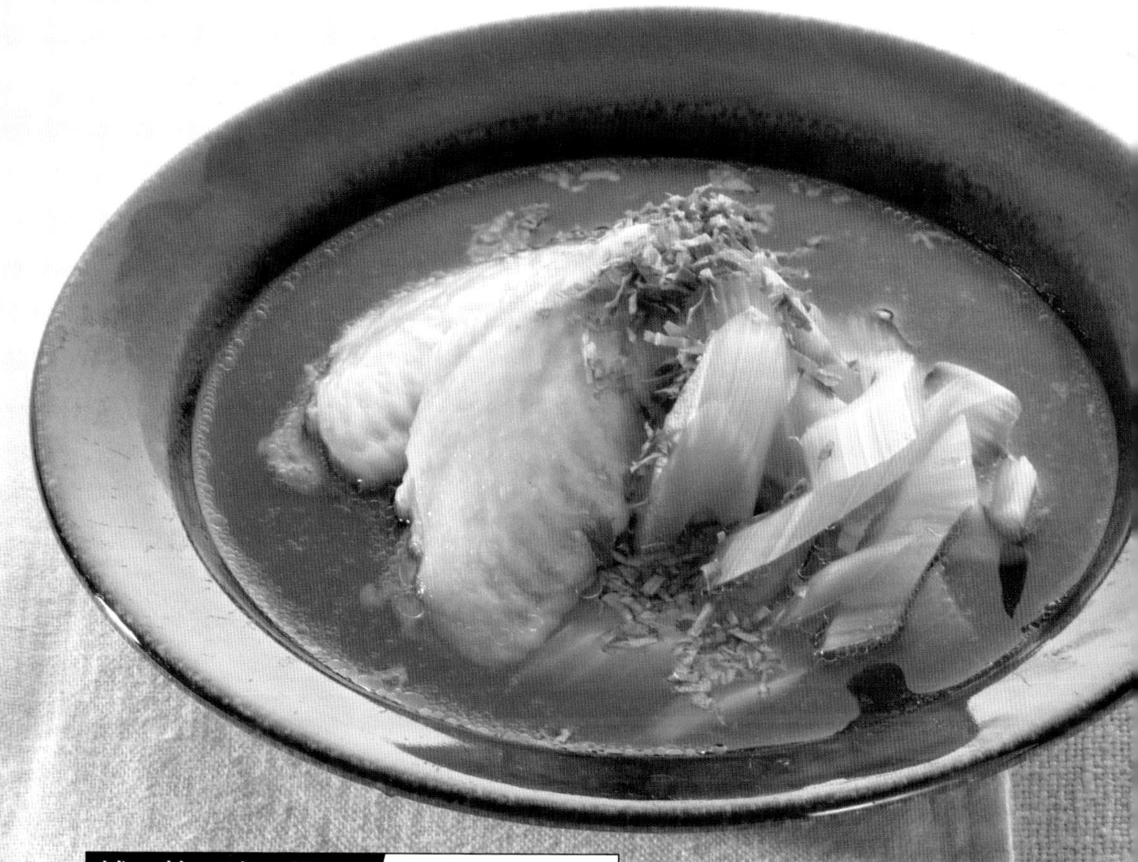

補・捨・流・調 體質　沒有精神、臉部發熱

西洋芹雞翅湯

材料〔2 人份〕

西洋芹…200g
西洋芹葉…適量
雞翅…6 隻
A | 薑（切成薄片）…1 小塊
柚子皮（削成片狀）…1 小塊
鹽…略多於 1/4 茶匙

作法

1 把雞翅放入不鏽鋼瀝水籃中，用熱水燙過後，和材料 A 一起放入鍋中，加入剛好蓋過材料的水量煮沸，然後轉小火再煮 10 分鐘左右。

2 把西洋芹的葉子和葉柄分開，葉柄斜切成厚片，加入作法 1 中煮沸，轉小火再煮 5 分鐘左右。

3 盛入容器中，撒上切碎的西洋芹葉即可。

・食材的組合・

西洋芹和柚子的香氣可以去除雞肉的肉腥味。柚子皮（溫性、甘味、辛味）也能幫助氣運行、增強體力，香味成分中的檸檬烯有讓人放鬆的效果。

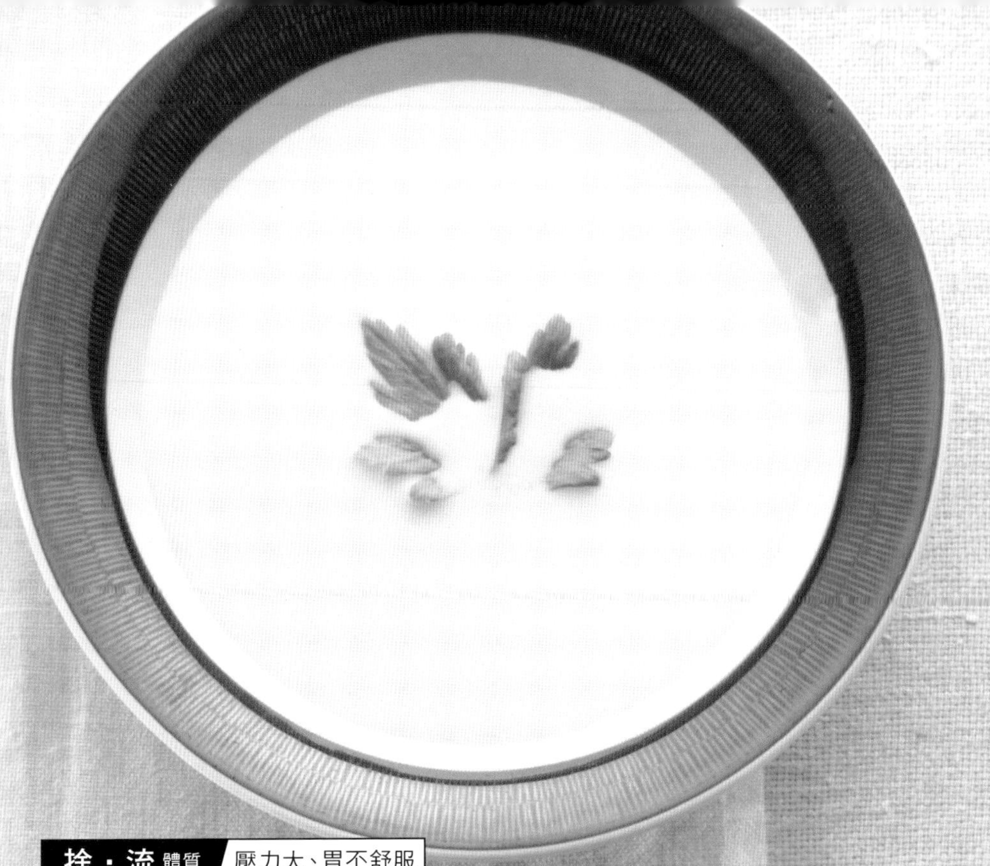

捨・流 體質 ｜ 壓力大、胃不舒服

西洋芹豆漿濃湯

材料〔2 人份〕

西洋芹…120g
西洋芹葉…適量
洋蔥…1 個
橄欖油…1 湯匙
A｜鹽…1/4 茶匙
　｜水…200ml
豆漿…200ml

作法

1 把西洋芹的葉子和葉柄分開，葉柄以與纖維垂直的方向切成薄片。洋蔥也切成薄片。

2 鍋中放入切好的西洋芹與洋蔥、橄欖油，以中火炒過後轉小火加蓋燜熟，中間要稍微攪拌。然後加入材料 A 煮沸後，轉小火加蓋再煮 5 分鐘左右。

3 放入果汁機中打成泥，再加入豆漿以小火加溫即可。盛入容器，擺上西洋芹葉。
※ 不加熱，做成冷湯也很好喝。

・食材的組合・

洋蔥（溫性、甘味、辛味）能讓氣血循環變好、改善胃的不適，和西洋芹組合在一起，能調節氣的運行，不讓體溫過度下降。

補・捨・調 體質 暑氣造成的食欲不振

西洋芹培根湯

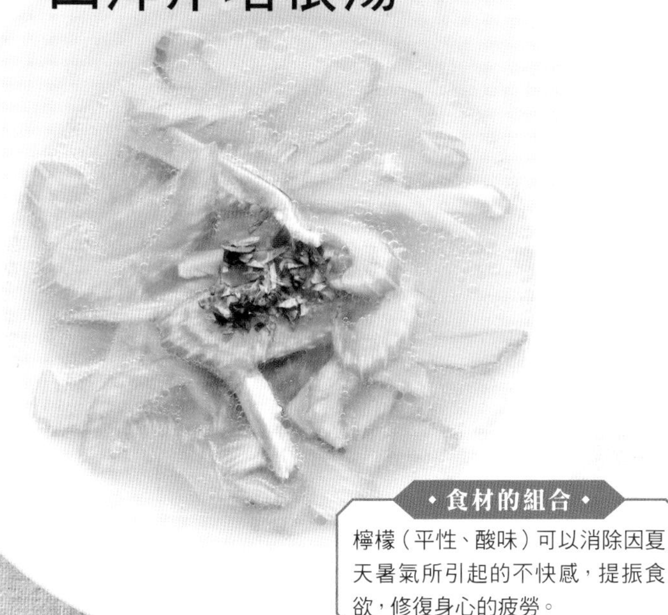

材料〔2 人份〕

西洋芹…120g

西洋芹葉…適量

培根…30g

A | 水…400ml
  | 鹽 …少於 1/4 茶匙
  | 橄欖油…1 茶匙

檸檬（半圓形切片）…1 片

作法

1 西洋芹的葉柄斜切成薄片，培根切成細絲，和材料 A 一起放入鍋中。

2 將鍋中材料煮沸後，轉小火再煮 5 分鐘左右。

3 盛入容器，撒上切碎的西芹菜葉、淋上擠出的檸檬汁即可。

• 食材的組合 •

檸檬（平性、酸味）可以消除因夏天暑氣所引起的不快感，提振食欲，修復身心的疲勞。

補・捨 體質 營養不足、壓力大

西洋芹鮪魚味噌湯

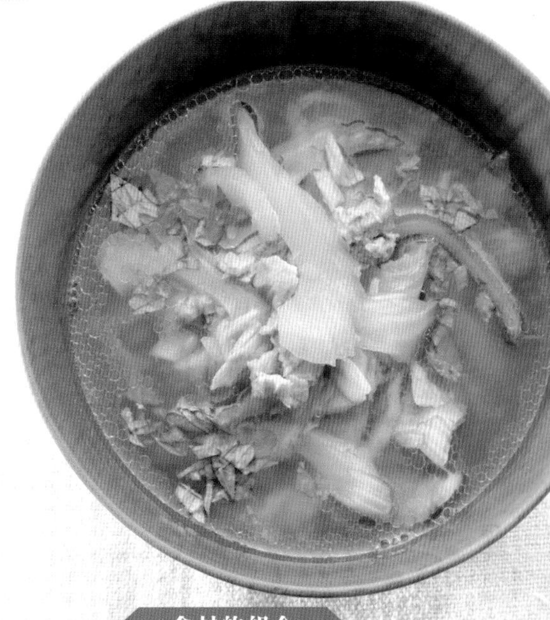

材料〔2 人份〕

西洋芹…120g

西洋芹葉…適量

鮪魚罐頭（油漬）…1 罐（70g）

水…400ml

味噌…1 湯匙

作法

1 西洋芹的葉柄斜切成薄片，和鮪魚罐頭（連湯汁一起）、水一起放入鍋中煮沸。

2 滾煮約 1 分鐘後，將味噌溶入湯中拌勻，再撒上切碎的西洋芹葉即可。

• 食材的組合 •

鮪魚（溫性、甘味）能補充氣與血，改善疲勞、虛寒、貧血等症狀。

最強排毒食材7

青江菜

促進血液循環、去除體熱，幫助腸胃運作，安定精神。

甘味
平性

〔功效〕

・讓血液循環變好，預防血栓。
・調節消化機能。
・改善熱氣引發的肌膚突起物、紅腫、發炎等症狀。
・緩解燥熱、發熱的情形。
・舒緩壓力。

〔營養〕

富含對骨骼形成或維持血管健康、進行止血作用時不可或缺的維生素K。也含有很多的鈣質、β－胡蘿蔔素、維生素C。

烹調的技巧

因為葉和梗的厚度有差異，所以分別切成適當大小後再調理、讓整體受熱均勻是料理時的重點。另外，要是在根部附近有泥土附著的話，可以先縱切後再用流水清洗。

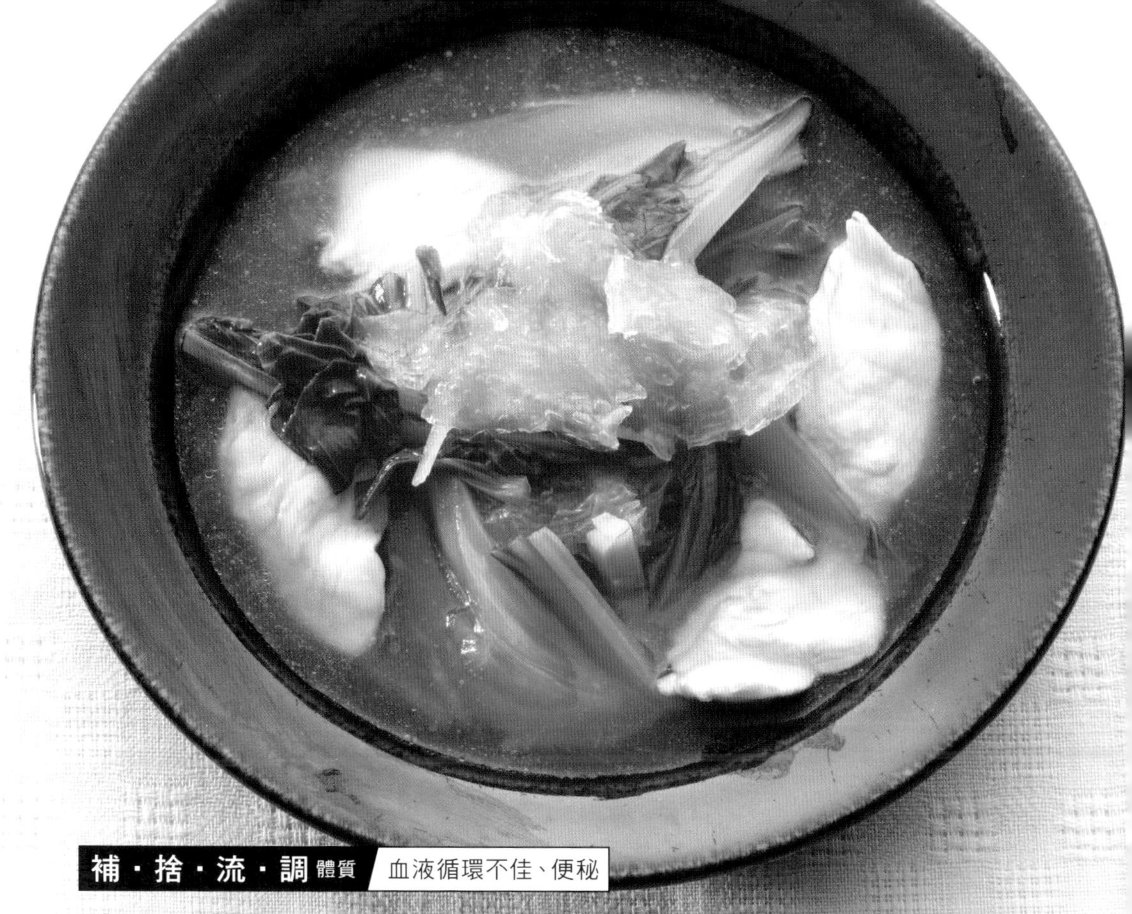

補・捨・流・調 體質 血液循環不佳、便秘

青江菜雞柳寒天湯

材料〔2 人份〕

青江菜…2 株（200g）
雞柳…2 條
薑…1 小塊
棒狀寒天…1 根（7g）
太白粉…適量
A｜水…400ml
　鹽…1/4 茶匙
　醬油…少許
芝麻油…2 茶匙

作法

1 把青江菜的葉和梗分開，葉子長度切成一半、梗縱切成 8 等分。薑切成細絲。寒天泡水軟化。雞柳用刀從斜面橫切片後，抹上薄薄的太白粉。

2 在鍋中預熱芝麻油，放入青江菜、薑絲，以中火迅速炒過。

3 倒入材料 A 煮沸，再加入雞柳稍微煮一下即關火。最後將泡開的寒天擰乾，撕開後加入即可。

・食材的組合・

寒天（寒性、甘味、淡味）能去除體內積蓄的熱、讓排便順暢，也有解毒作用。在最後加入可以防止寒天溶解在水中，保留獨特的黏稠口感。

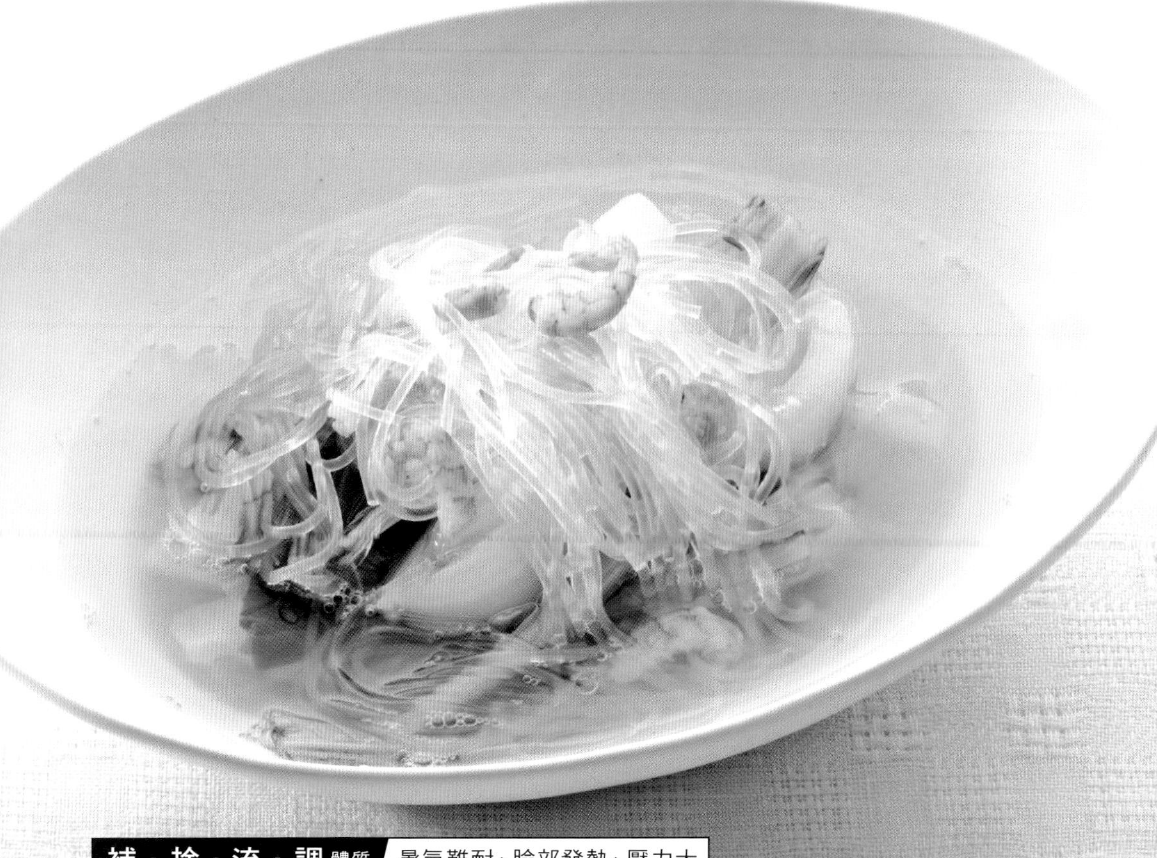

補・捨・流・調體質 暑氣難耐、臉部發熱、壓力大

青江菜冬粉湯

材料〔2人份〕

青江菜…2小株（150g）
蝦米…5g
冬粉…20g
A｜水…300ml
　｜鹽…1/4茶匙
　｜醬油…少許
醋…1湯匙

作法

1 蝦米放入100ml的水中，靜置一個晚上泡軟。

2 把青江菜的葉和梗分開，葉子長度切成一半、梗縱切成8等分。冬粉用廚房剪刀剪成一半。

3 把蝦米（連浸泡用的水一起）、青江菜、冬粉、材料A一起放入鍋中煮沸，轉小火加蓋後再煮5分鐘左右，關火後淋上醋即可。

・食材的組合・

綠豆做的冬粉（寒性、甘味）可以去除體內多餘的熱和水，減輕因暑氣引起的疲勞。和青江菜的組合可以說是夏天料理的絕佳配對。加入蝦子緩和作用，也是這道湯品的重點。

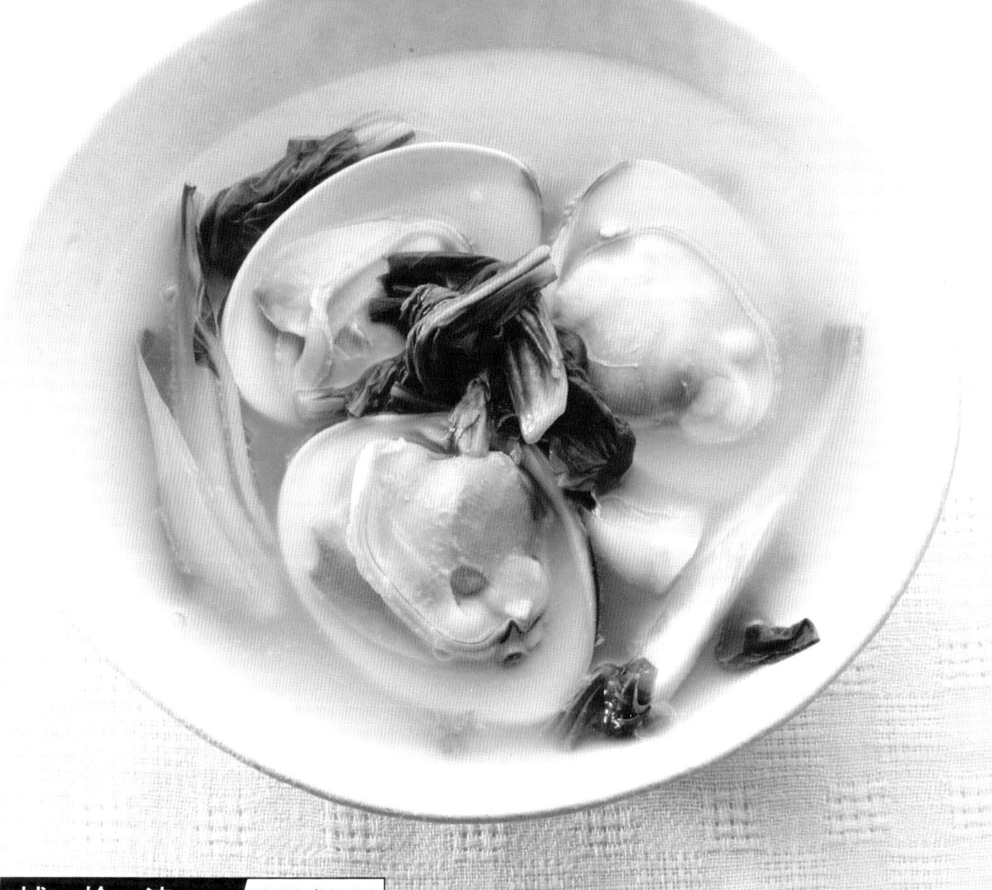

補・捨・流體質　水腫或紅腫

青江菜蛤蜊湯

材料〔2 人份〕

青江菜…2 小株（150g）
蛤蜊…6 個
大蒜…1 瓣
芝麻油…1/2 湯匙
水…450ml

作法

1 把青江菜的葉和梗分開，葉子長度切成一半、梗縱切成 8 等分。蛤蜊泡鹽水（材料分量外）吐沙後清洗乾淨。

2 大蒜切成碎末後放入鍋中，加入芝麻油和蛤蜊迅速炒過。

3 再放入青江菜、水煮沸，蛤蜊打開後再煮 1 分鐘左右即可。

・食材的組合・

蛤蜊（寒性、甘味、鹹味）有利尿作用，同時也能滋潤身體，在改善水腫、幫助體力恢復上也有效，另外還有能消解紅腫等體內塊狀物的作用。

最強排毒食材8

番茄

消解體內積蓄的熱，補充必要的水，幫助胃部運作、促進消化。

甘味　酸味　微寒性

〔功效〕

- 去除體內多餘的熱。
- 補充體內必要的水分。
- 改善喉嚨與嘴部的乾渴。
- 促進胃部的運作。
- 改善胃痛、消化不良。
- 改善高血壓。

〔營養〕

紅色的色素是名為「茄紅素」的抗氧化成分，能讓血液的流動變好，去除讓體內已經氧化的活性氧，預防老化及各種生活習慣病的產生。另外，有些研究報告認為，番茄對花粉症等過敏症狀也有改善的效用。

烹調的技巧

番茄裡的茄紅素是能溶解在油脂中的成分，所以用在有油的料理中能幫助吸收。也有研究報告指出，比起生吃，加熱食用能讓吸收增加至 16 倍。

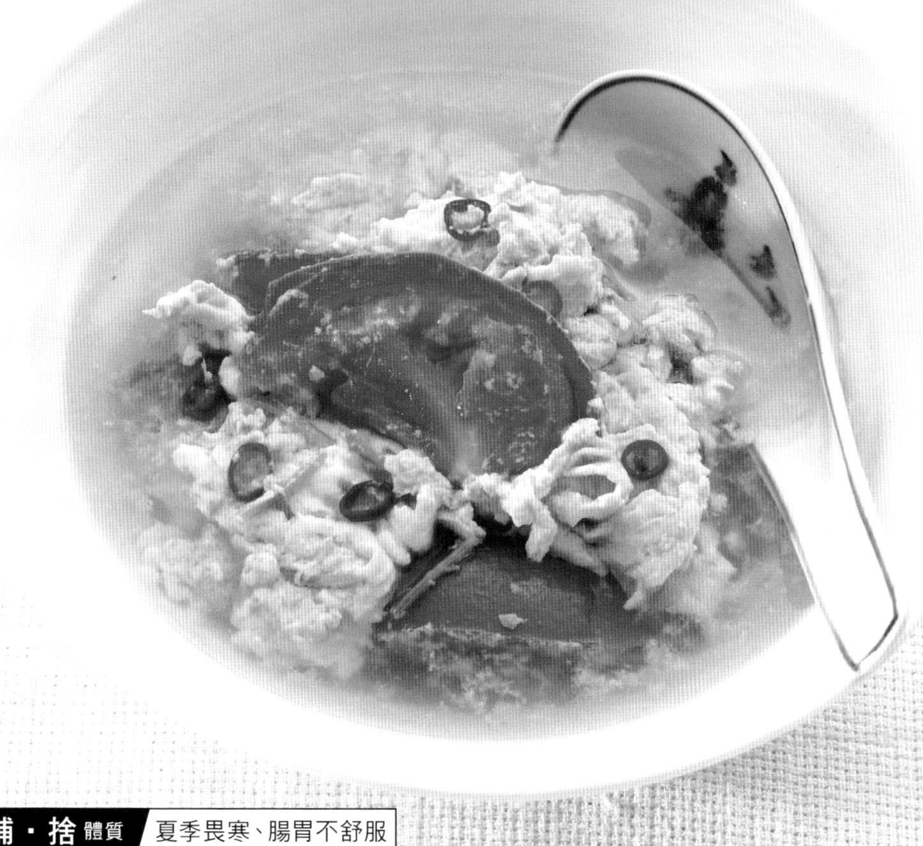

補・捨 體質　夏季畏寒、腸胃不舒服

辣味番茄炒蛋湯

材料〔2 人份〕

番茄…2 大顆
香菜…1 株
薑…1 小塊
雞蛋…2 顆
A｜水…400ml
　｜魚露…2 茶匙
　｜辣椒（圓形切片）…1/2 茶匙
芝麻油…1 湯匙

作法

1 把番茄切成 8 等分的半圓形。香菜的根與莖切成小段，葉子切大片。薑切成碎末。

2 鍋中倒入一半的芝麻油預熱，放入番茄、薑末、香菜（除了葉子以外）快速拌炒後，轉大火，倒入剩下的芝麻油，再把打散的蛋畫圓倒入，迅速拌炒。

3 加入材料 A 煮沸，轉小火再煮 1 分鐘左右後關火，最後放入香菜葉即可。

・食材的組合・

辣椒（大熱性、辛味）的溫熱作用非常強烈，能去除因受寒而引起的不良影響（感冒、腹痛、胃痛等等），也能改善食欲不振、消化不良。但要注意避免吃太多讓胃部受損。

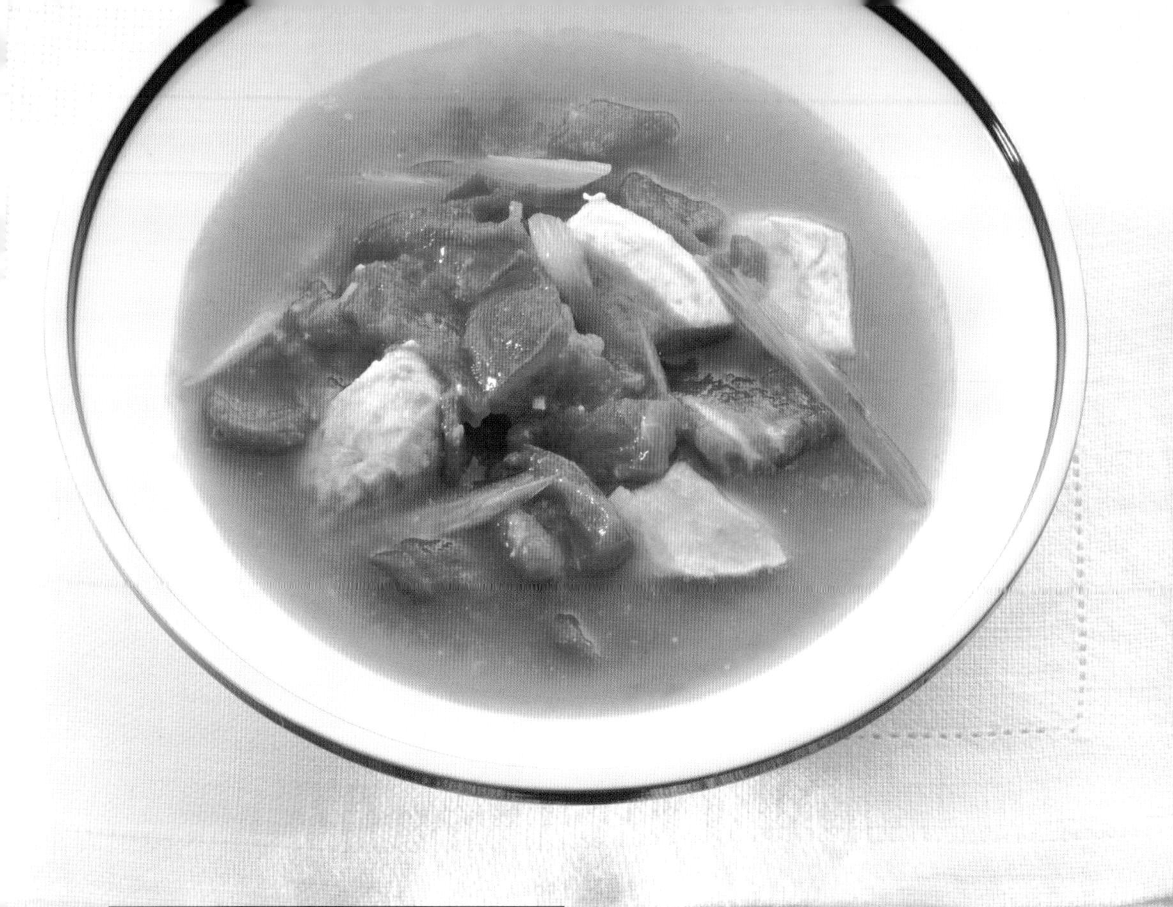

補・捨・流 體質 憂鬱引起的胃脹氣

番茄旗魚湯

材料〔2 人份〕

番茄…1 大顆
旗魚…100g
西洋芹…40g
大蒜…1/2 瓣
A | 水…100ml
 | 鹽…略多於 1/4 茶匙
橄欖油…1 湯匙

作法

1 番茄隨意切成小塊，旗魚切成一口的大小，西洋芹斜切成薄片，大蒜切成碎末。

2 在鍋中倒入橄欖油，放入作法 1 以中火快炒，再加入材料 A 煮沸後，轉小火再煮 5 分鐘左右即可。

・食材的組合・

旗魚（溫性、甘味）能讓氣的運行通暢，改善因壓力使氣堵塞的狀態，和微寒性的番茄一起烹調，可以讓降溫的效果變溫和。

捨・流 體質 胃脹氣、頭痛、失眠

番茄濃湯

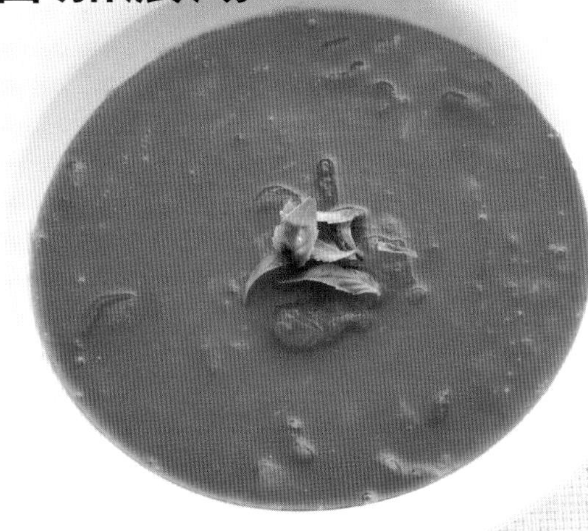

材料〔2 人份〕

番茄…2 顆

洋蔥…1/6 個

A | 水、番茄汁…各 100ml
  | 鹽…1/4 茶匙

橄欖油…1 湯匙

羅勒葉…適量

作法

1 番茄切成半圓形薄片狀，洋蔥切成碎末。

2 在鍋中放入橄欖油、番茄、洋蔥，以中火炒到番茄軟化後，加入材料 A 煮沸，轉小火加蓋再煮 5 分鐘左右。盛入容器，撒上羅勒葉即可。

・食材的組合・

羅勒（溫性、辛味）能讓血液循環變好，可以改善胃脹氣、頭痛、失眠或更年期障礙。

補・捨 體質 水腫、便秘

番茄秋葵清湯

材料〔2 人份〕

番茄…2 顆

秋葵…2 根

A | 高湯…400ml
  | 鹽…1/4 茶匙

作法

1 番茄切成 8 等分的半圓形，秋葵汆燙過後切小段。

2 在鍋中放入材料 A、番茄煮沸後，轉小火再煮 2 分鐘左右，加入秋葵後即可關火。

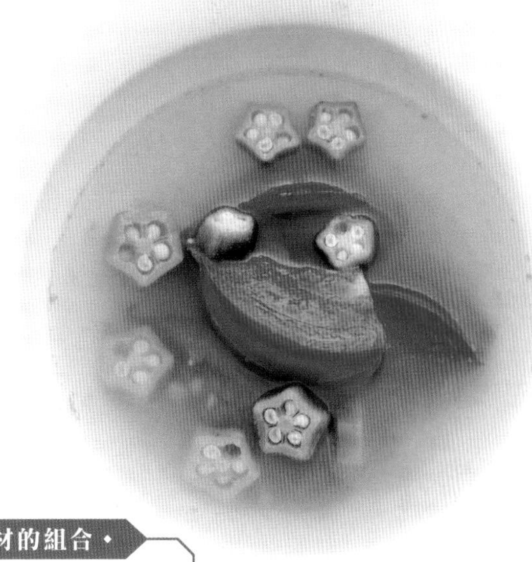

・食材的組合・

秋葵（平性、甘味、苦味）能滋潤身體、提高消化機能、改善口渴或便秘。

最強排毒食材9

豆類

黃豆、紅豆、黑豆皆有解毒作用，可以補氣，以及消除水腫。

黃豆　甘味　平性

紅豆　甘味　酸味　平性

黑豆　甘味　平性

〔功效〕

・黃豆
改善消化不良、便秘、疲勞、無精打采、疣。

・紅豆
改善水腫、青春痘、沉重的疲倦感，藉由利尿作用能去除體內多餘的水分。

・黑豆
改善水腫、疲勞，讓喉嚨保持清爽。

〔營養〕

黃豆、紅豆、黑豆皆富含能幫助毒素排出的膳食纖維。豆類的膳食纖維是不溶性纖維，能使排便量增加、促進腸的蠕動，改善便秘問題。

烹調的技巧

乾燥的豆類在調理時很花時間，所以活用蒸豆、罐頭等市售品會比較方便。特別是蒸豆的營養不會溶到湯汁中，可以有效地吸收豆類營養。

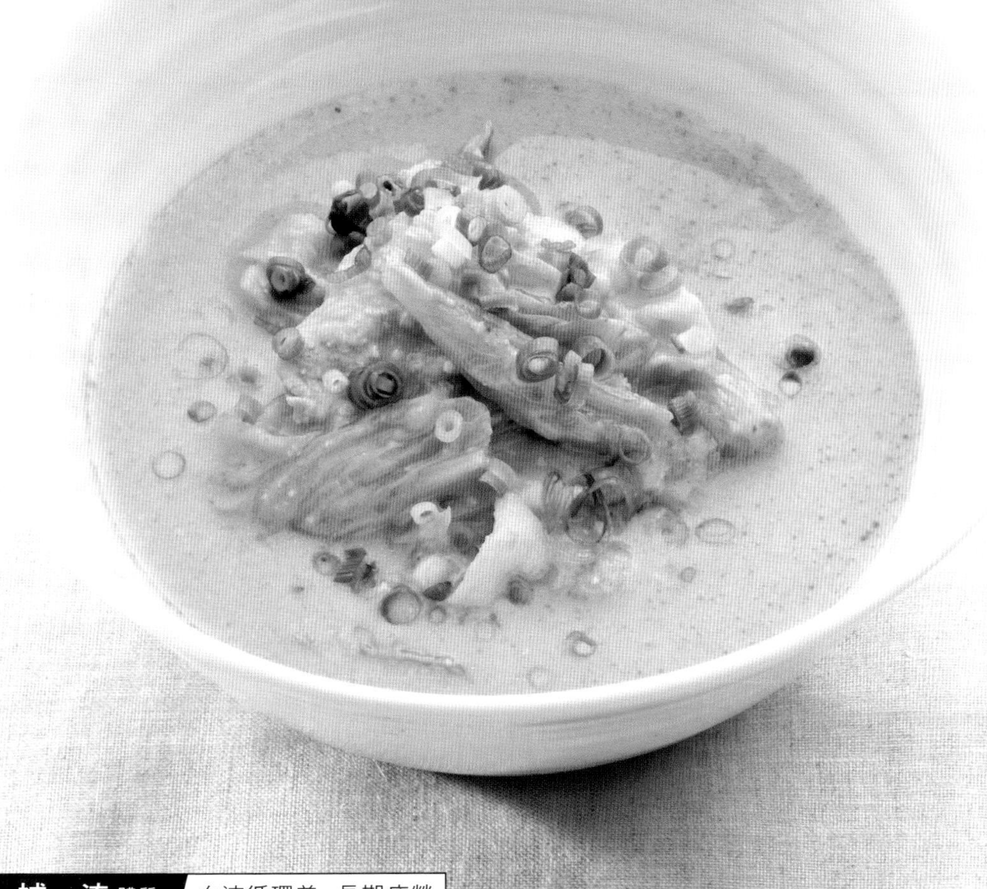

補・流 體質 | 血液循環差、長期疲勞

黃豆泡菜湯

材料〔2 人份〕

黃豆（市售的蒸豆）⋯100g
豬肉（切薄片）⋯40g
泡菜⋯50g
A | 水⋯400ml
　| 味噌⋯1 湯匙
芝麻油⋯2 茶匙
蔥花⋯適量

作法

1 把黃豆、材料 A 放入果汁機中打碎。

2 在鍋中放入芝麻油、豬肉，以中火炒香，等到變色後再加入泡菜拌炒。

3 接著加入作法 1 煮沸，轉小火再煮 5 分鐘左右關火。盛入容器，撒上蔥花即可。

・食材的組合・

味噌（溫性、甘味、鹹味）是有解毒作用的調味料，能讓血液循環變好來補氣，並改善腹部的虛寒或宿醉。和大豆的組合可以幫助消除疲勞。

補・捨・調 體質 感覺身體沉重、倦怠

紅豆糙米湯

材料〔2 人份〕

紅豆（水煮罐頭）…1 罐（100g）
糙米飯…120g
A｜水…500ml
　｜昆布（10×10cm）…1 片
鹽…略多於 1/4 茶匙
※ 糙米飯可以使用即食或微波產品。

作法

1 把材料 A 放入鍋中浸泡 1 個小時。
2 在作法 1 中加入紅豆，以中火煮沸後，轉小火再煮 5 分鐘左右。
3 撈出昆布，加入糙米飯、鹽，稍微煮一下就關火。

• 食材的組合 •

糙米（平性、甘味）和白米有同樣的性質、功效（改善倦怠感、情緒不穩定、耳鳴、暈眩等等），效果卻比白米更好。但是因為不容易被消化吸收，所以推薦做成粥或湯來食用。

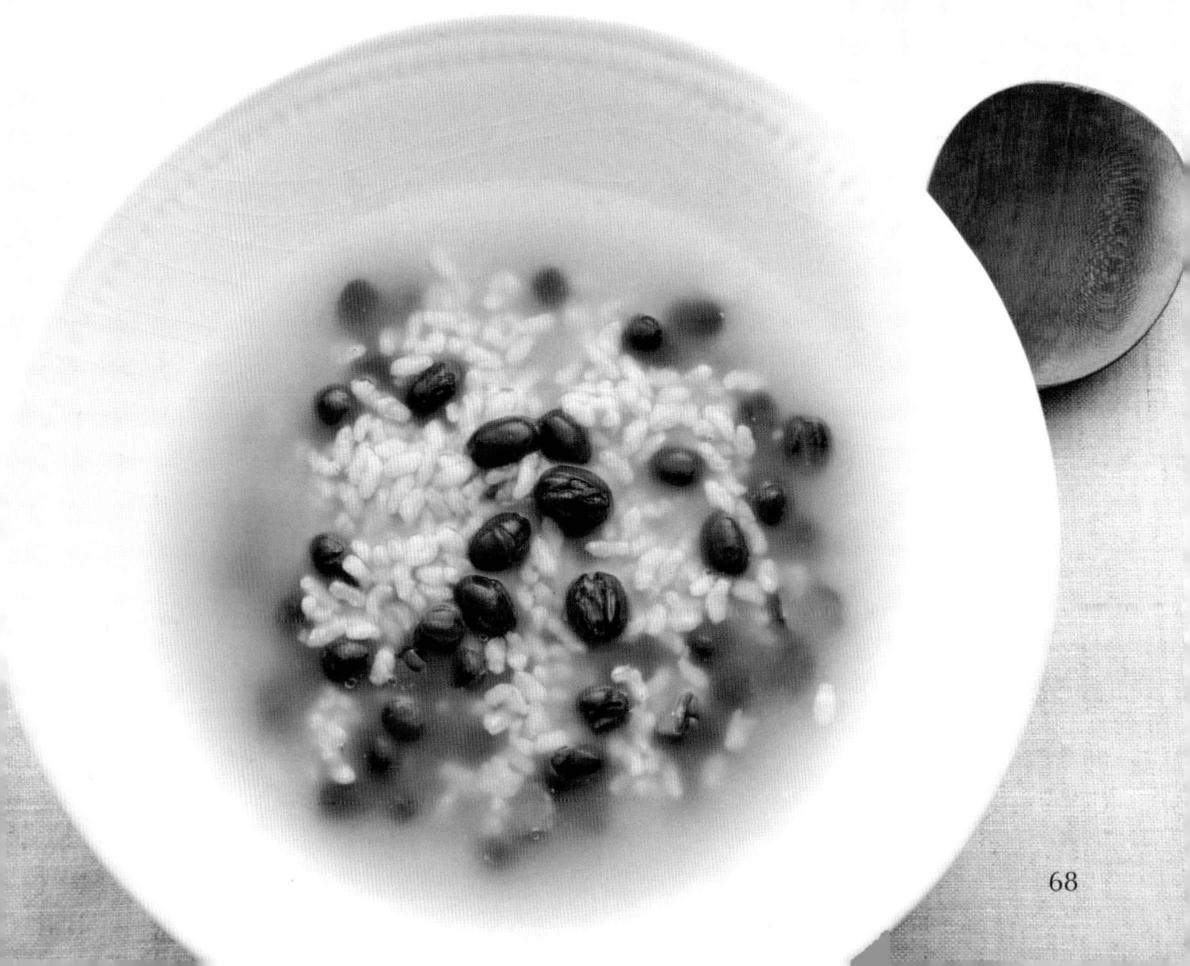

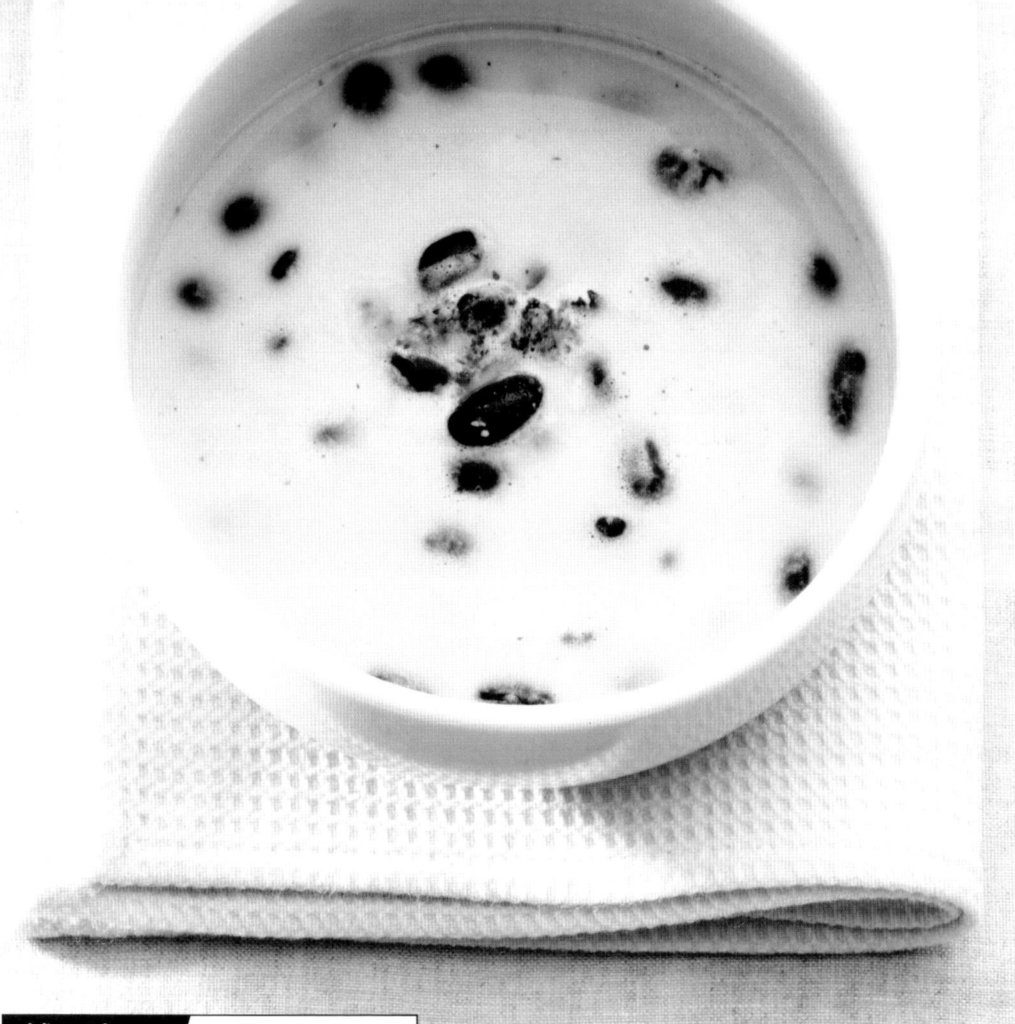

補・流體質　疲勞無法消除、水腫

黑豆黑芝麻湯

材料〔2 人份〕

黑豆（市售的蒸豆）…100g
黑芝麻粉…4 湯匙
豆漿…150ml
A｜高湯…200ml
　｜鹽…1/4 茶匙

作法

1 在鍋中放入黑豆、黑芝麻粉、材料 A 煮沸，然後轉小火再煮 5 分鐘左右。

2 加入豆漿後用小火加溫即可。

・食材的組合・

黑芝麻（平性、甘味）有幫助提高大腦運作的作用。另外，黑色食材對預防老化也有效。

最強排毒食材10

蕎麥

調節氣的循環、消解熱氣，幫助消化腸胃裡堆積的食物。

甘味

微寒性

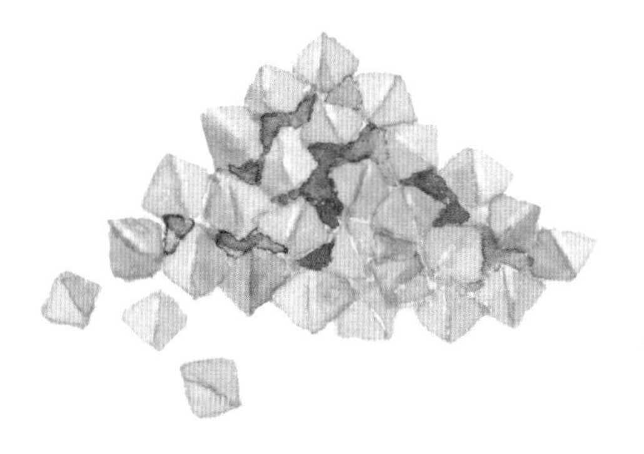

〔功效〕

・使上逆的胃氣下降。
・去除體內多餘的熱。
・調節胃腸的運作。
・緩解作嘔反胃感。
・改善胃脹氣、便秘。
・改善腹脹、嗝氣。

〔營養〕

含有豐富的膳食纖維，其中水溶性纖維的比例較高是其特徵。另外，成分中有名為「蘆丁」的多酚，能強化血管、促進血液循環，也能幫助改善高血壓。

烹調的技巧

蕎麥的果實又叫作蕎麥粒、蕎麥米、蕎麥仁，不用泡水就可以直接調理。烹煮時間短的話，吃起來有Q彈的口感；烹煮時間拉長的話，則會是黏稠柔軟的口感。

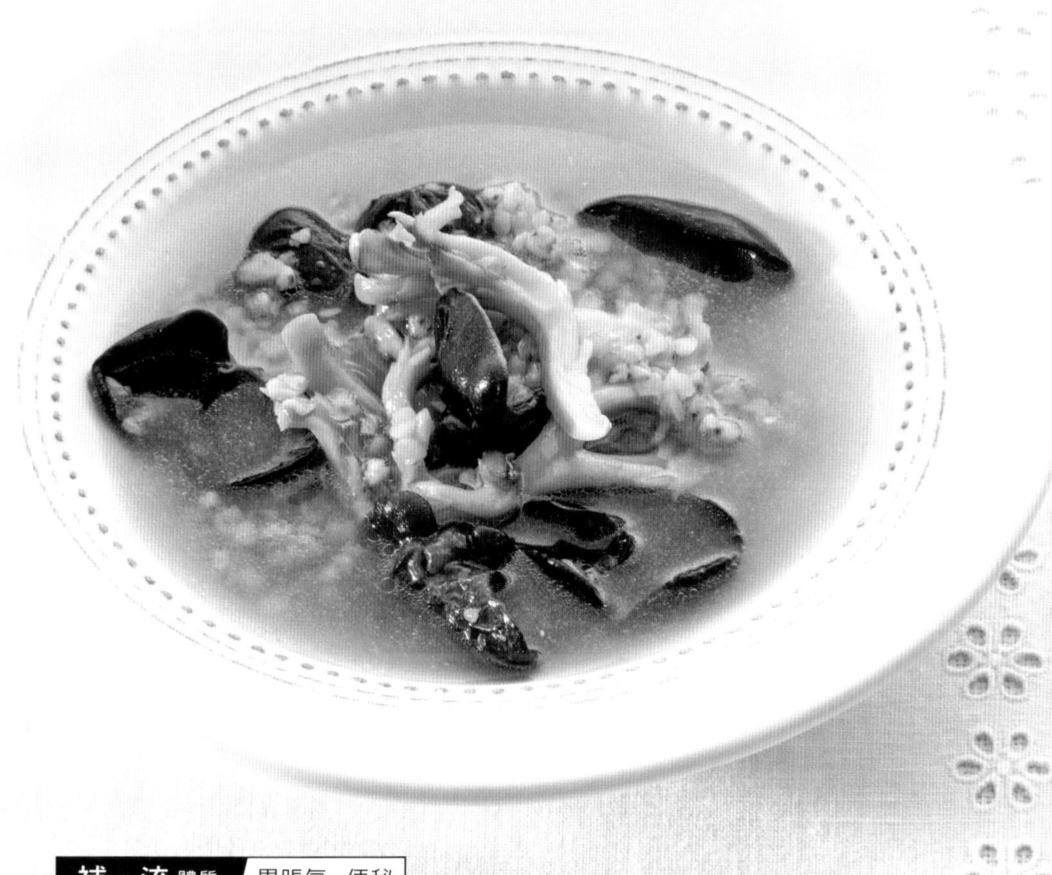

補・流體質　胃脹氣、便秘

蕎麥菇菇湯

材料〔2 人份〕

蕎麥粒⋯50g
黑木耳⋯5g
舞菇⋯50g
A｜高湯⋯450ml
　｜鹽⋯1/4 茶匙
　｜醬油⋯1 茶匙
芝麻油⋯2 茶匙

作法

1 木耳泡水軟化、大的撕成小塊，舞菇剝成容易食用的大小。

2 在鍋中放入芝麻油、木耳、舞菇，先以中火快速炒香。

3 接著加入作法 A 和蕎麥粒煮沸後，轉小火煮 8 分鐘左右即可。

・食材的組合・

木耳（平性、甘味）可以補氣，加上蕎麥能調節氣的運行，可以讓腹部保持舒暢。

蘿蔔雞肉蕎麥麵疙瘩湯

材料〔2 人份〕

蕎麥粉…100g
雞腿肉…80g
白蘿蔔…100g
大蔥…10cm
A｜水…450ml
　｜鹽…1/4 茶匙
　｜醬油…1 茶匙
柚子皮…適量

作法

1 雞腿肉切成適合一口食用的大小，白蘿蔔切成扇形圓片，大蔥切成 2cm 長的小段。上述材料和材料 A 一起放入鍋中煮沸，然後轉小火再煮 7 分鐘左右。

2 蕎麥粉放入碗中，取 200ml 的熱水慢慢加入攪拌，直到形成麵團般的軟硬度，再用湯匙一邊挖出能一口食用的大小，一邊放入鍋中。

3 煮到蕎麥麵疙瘩浮起後就關火。盛入容器，擺上柚子皮即完成。

・食材的組合・

如果只吃大量的蕎麥，會讓腹部發冷，所以和能溫熱身體的雞肉、蔥（或薑）一起煮，讓蕎麥、白蘿蔔（涼性、辛味、甘味）的冷卻作用變溫和是這道湯的重點。

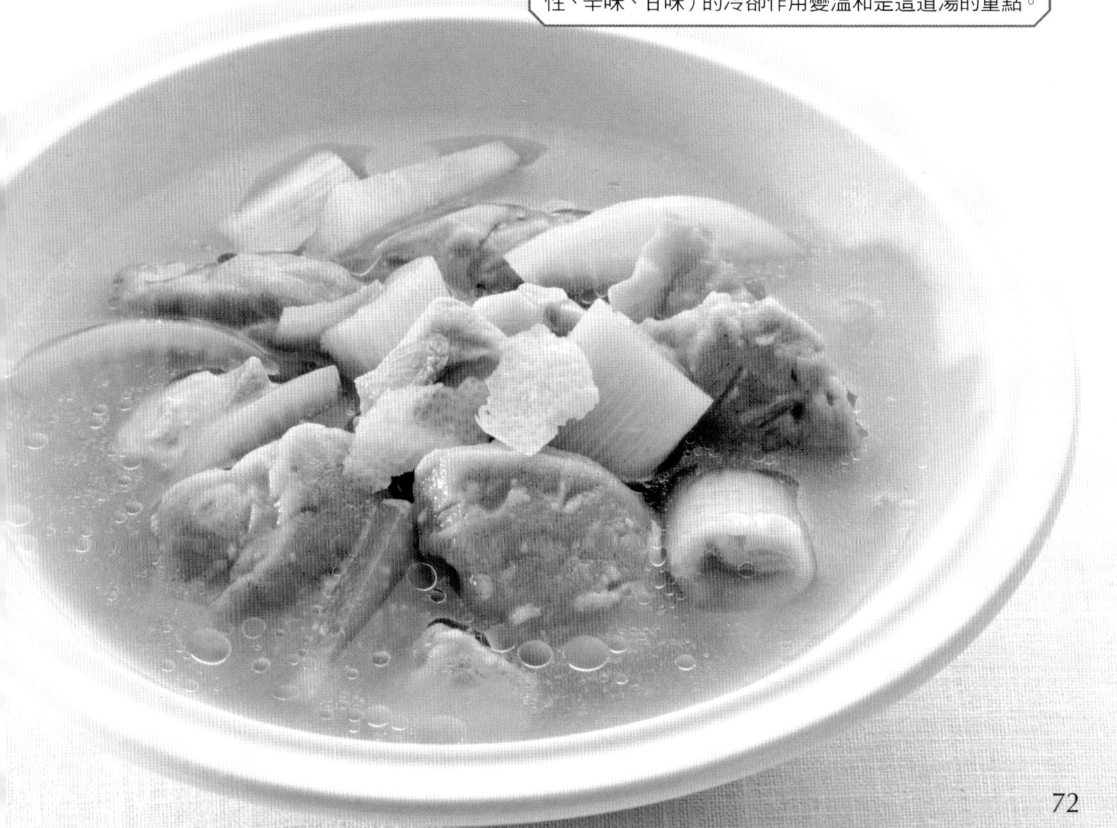

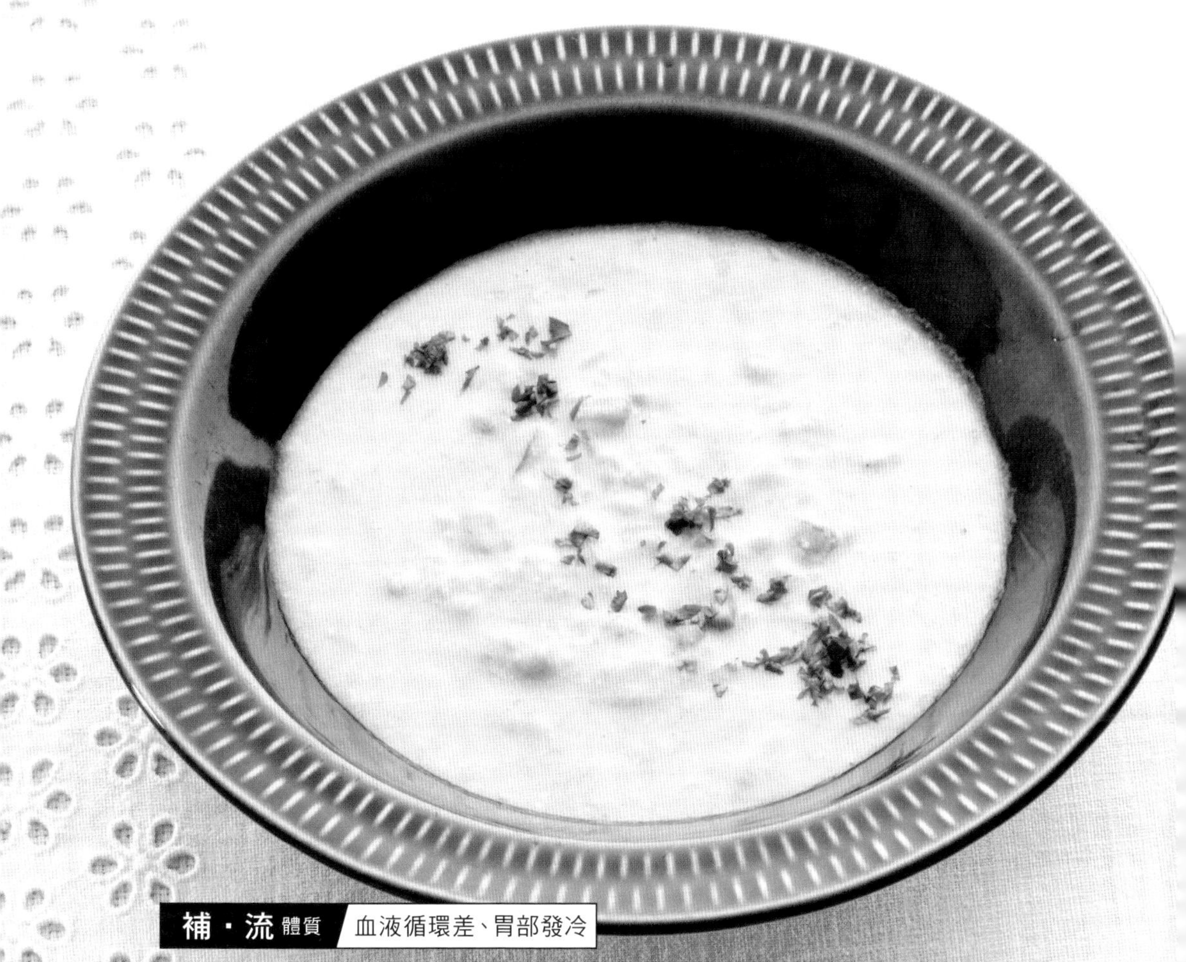

補・流體質　血液循環差、胃部發冷

蕎麥巧達濃湯

材料〔2 人份〕

蕎麥粉⋯2 湯匙
洋蔥⋯1/2 個
培根⋯2 片
橄欖油⋯1/2 湯匙
A | 水、豆漿⋯各 150ml
鹽⋯1/4 茶匙
巴西里⋯適量

作法

1 洋蔥、培根皆切成小片。

2 在鍋中放入橄欖油、洋蔥、培根，以中火慢慢炒香後，加入蕎麥粉再炒一下。

3 把材料 A 攪拌均勻後，分三次左右加入鍋中，每次都要仔細拌勻，等到開始變濃稠後再加入鹽巴調味。盛入容器，撒上切碎的巴西里即可。

・食材的組合・

洋蔥（溫性、甘味、辛味）能讓血液循環變好，並讓胃部的機能恢復正常。和蕎麥組合在一起烹調，能提高腸胃的運作、防止胃部受寒。

最強排毒食材11

白蘿蔔

去除體內多餘的熱，調節氣的運行，幫助腸胃蠕動。

辛味 甘味 涼性

〔功效〕

・去除體內多餘的熱。
・使上逆至肺部或胃部的氣流下降。
・舒緩嘔吐、打嗝的情況。
・改善腹部脹大、胃脹氣。
・改善消化不良。
・緩解痰多的咳嗽。

〔營養〕

根部具有能分解蛋白質、脂質、醣質的酵素，也含有辛辣成分的異硫氰酸酯。葉部則含有豐富的鉀、鈣、鐵、β－胡蘿蔔素、維生素E、膳食纖維。

烹調的技巧

白蘿蔔的斷面細緻且越白的部分，甜味也越強烈。而且，磨成泥後會增加異硫氰酸酯成分，這是能讓血液順暢流動的抗氧化成分。另須留意，過度加熱是禁忌。

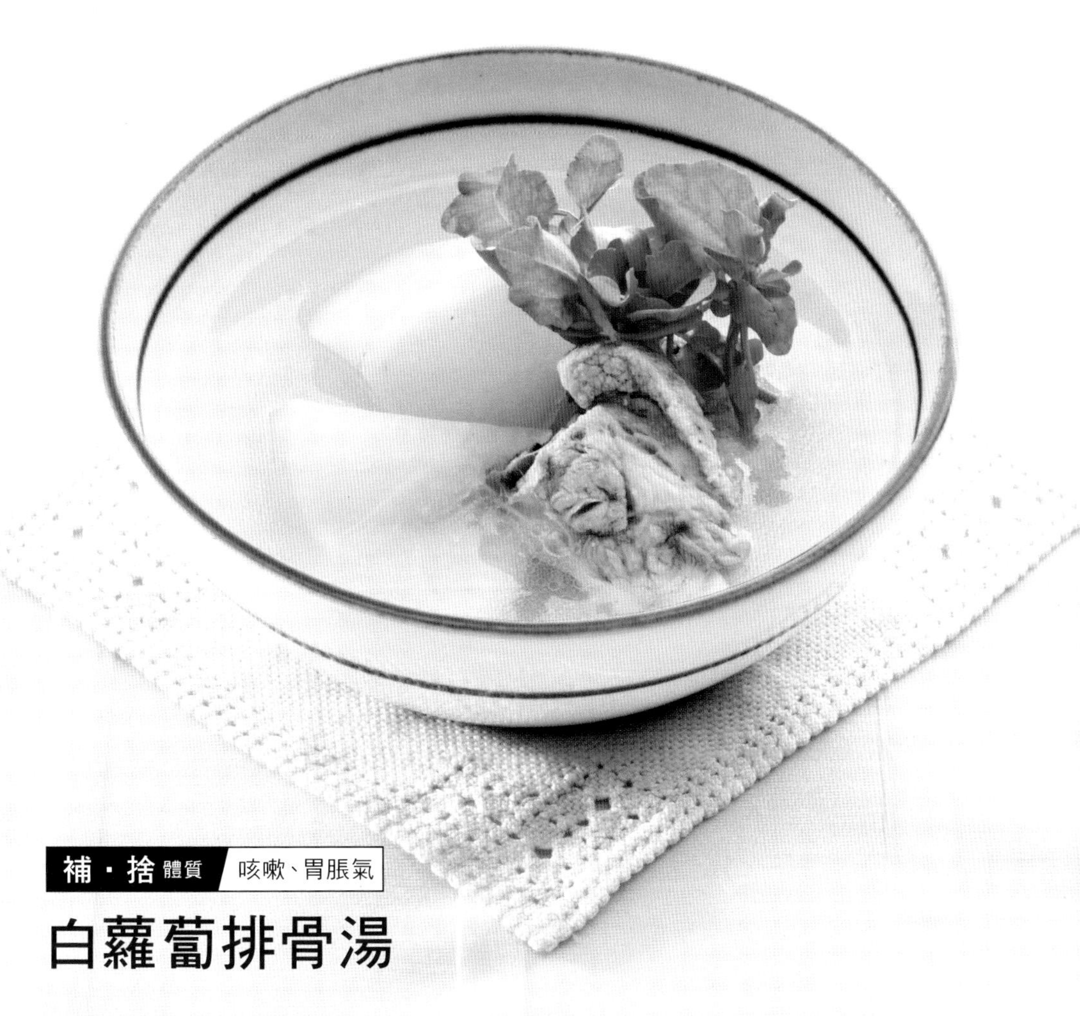

補・捨 體質 咳嗽、胃脹氣

白蘿蔔排骨湯

材料〔2 人份〕

白蘿蔔…150g
排骨…4 小塊（約 280g）
A | 大蒜…1 小塊
水…500ml
鹽…1/4 茶匙
西洋菜…適量

作法

1 排骨放入不鏽鋼瀝水籃中，將熱水畫圓澆淋上去，再和材料 A（大蒜拍碎）一起放入鍋中煮沸後，轉小火加蓋，再煮 15 分鐘左右。

2 白蘿蔔隨意切成大塊，加入作法 1 中，煮沸一次後轉小火，一直燉煮到變軟為止。

3 白蘿蔔煮軟後就關火。盛入容器中，擺上西洋菜即可。

・食材的組合・

西洋菜（微寒性、甘味）能去除熱氣、讓血液循環變好、改善煩躁或咳嗽。推薦運用在湯品中煮熟，或作為最後擺盤裝飾也可以。

補・捨體質 消化不良、上火

韓風白蘿蔔涮牛肉湯

材料〔2 人份〕

白蘿蔔⋯150g
牛肉（薄片）⋯100g
大蔥⋯10cm
A | 魚乾高湯⋯400ml
　| 鹽⋯1/4 茶匙
　| 蒜泥⋯少於 1 茶匙
醬油⋯1/2 茶匙
蔥花、辣椒絲⋯各適量

作法

1 把白蘿蔔切成扇形薄片，大蔥切成小段。

2 在鍋中放入白蘿蔔、大蔥、材料 A 煮沸後，持續煮到白蘿蔔變軟。

3 轉小火，將牛肉一片一片放入加熱，肉熟了之後再加入醬油。盛入容器，撒上蔥花、辣椒絲即可。

・食材的組合・

蔥（溫性、辛味）能預防病邪（細菌等等）從身體表面入侵，對改善因虛寒而引起的感冒、鼻塞特別有用。和牛肉一起加入白蘿蔔料理中，可以防止身體過冷。

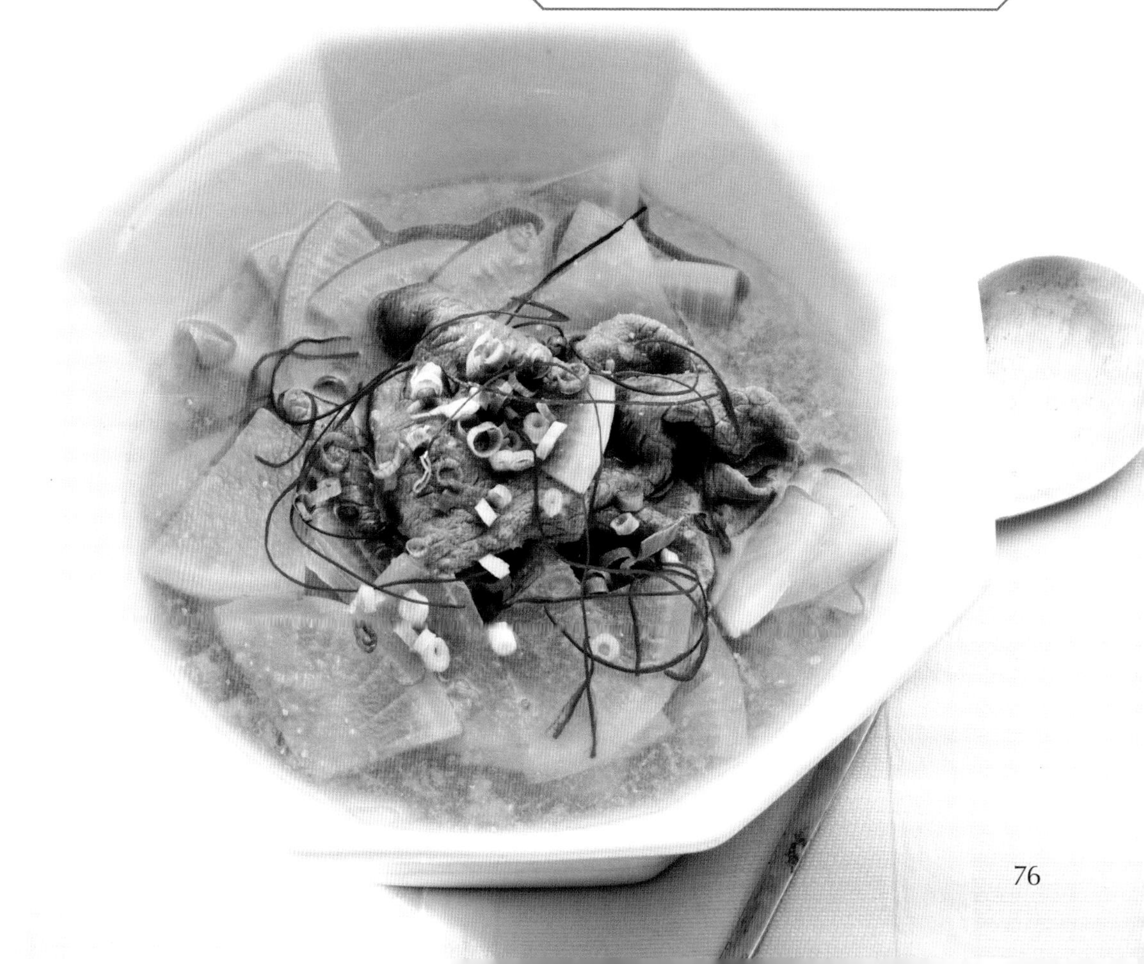

補・捨體質　上火、體力不足

白蘿蔔泥豆腐味噌湯

材料〔2 人份〕

白蘿蔔…200g
板豆腐…100g
高湯…300ml
味噌…1 湯匙
鴨兒芹…適量

作法

1 白蘿蔔磨成泥，連汁液一起放入鍋中，並加入高湯、隨意弄碎的豆腐塊。

2 鍋中的材料煮沸後，轉小火再煮 1 分鐘左右，加入味噌溶解。盛入容器，擺上切好的鴨兒芹即可。

・食材的組合・

豆腐（寒性、甘味）能去除熱氣、滋潤身體，對提升體力也有幫助。

補・捨・流體質　疲勞、精神不振

鮭魚滑菇白蘿蔔泥湯

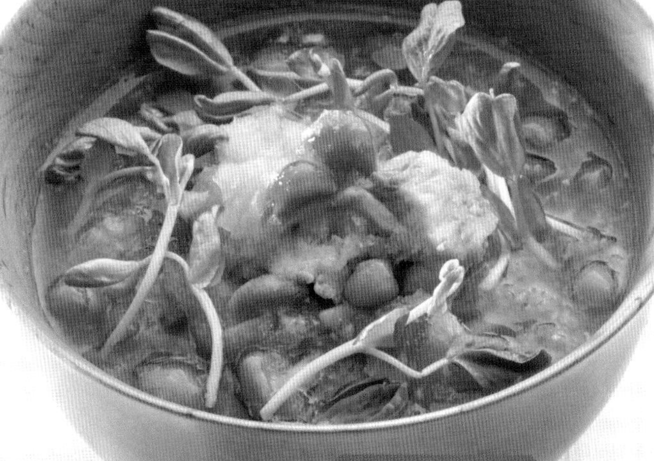

材料〔2 人份〕

白蘿蔔…200g
鮭魚罐頭…1 罐（90g）
滑菇…100g
A｜水…300ml
　｜醬油…1+1/2 茶匙
豆苗…適量

作法

1 白蘿蔔磨成泥，連汁液一起放入鍋中，再加入材料 A、鮭魚罐頭（連湯汁一起）、滑菇，然後開火煮。

2 煮到湯開始沸騰後就關火。盛入容器，擺上切好的豆苗即可。

・食材的組合・

鮭魚（溫性、甘味）可以補充氣血、讓血色變好，對消解疲勞、恢復體力有幫助。

最強排毒食材12

牛蒡

驅除積蓄在體內的熱氣，
改善喉嚨發炎與便秘。

辛味　苦味

微涼性

〔功效〕

・去除體內多餘的熱。
・改善發熱的肌膚突起物。
・冷卻體內發熱的症狀。
・提高免疫力。
・舒緩喉嚨發炎。
・改善便秘。

〔營養〕

牛蒡含有豐富的膳食纖維，除了有不溶性纖維外，也有許多水溶性纖維，這樣的狀況以蔬菜來說算是很稀少的。水溶性纖維可以成為腸內益生菌的飼料，讓大便軟化，有幫助排便順暢的效果。

烹調的技巧

牛蒡皮中含有豐富的多酚，所以將外層泥土清洗完後直接使用是最好的。有研究報告顯示，在多酚中名為「牛蒡子苷元」的成分能抑制肝癌的生成。

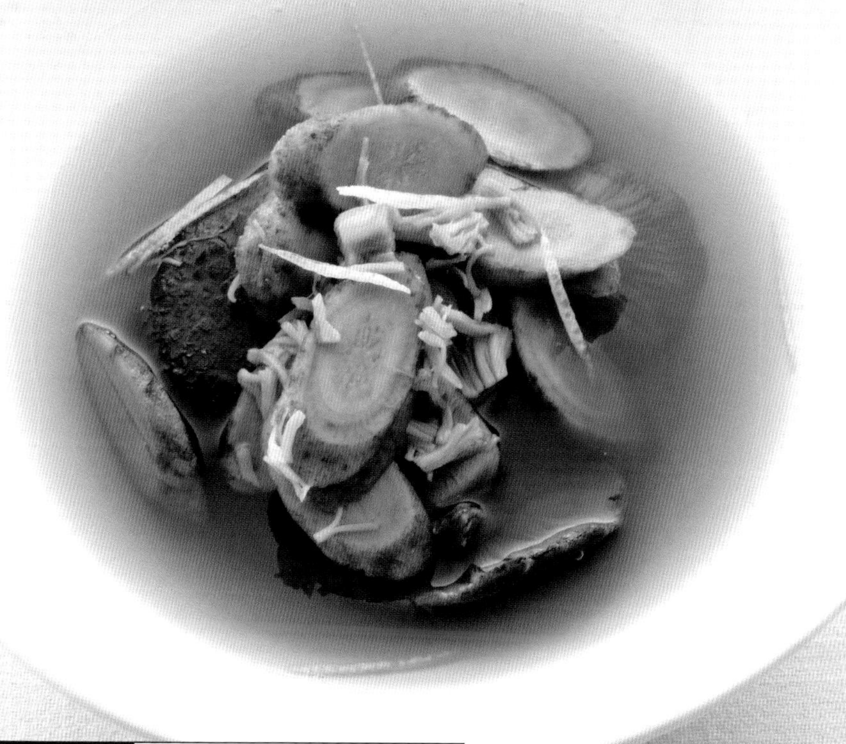

補・捨・調 體質　體內發熱或有發炎症狀、便秘

牛蒡香菇扇貝湯

材料〔2 人份〕

牛蒡…1/2 根
乾香菇…6 朵
扇貝罐頭（水煮）…1 罐（70g）
A | 鹽 …1 撮
　| 醬油…2 茶匙
柚子皮…適量

作法

1. 乾香菇泡水一晚軟化，切下香菇頭，保留香菇水 300ml。牛蒡斜切成 0.5cm 厚的片狀。
2. 把乾香菇和香菇水、牛蒡、水 100ml、扇貝罐頭（連湯汁一起）放入鍋中煮沸，轉小火加蓋再煮 7 分鐘左右。
3. 加入材料 A 後關火。盛入容器，撒上切成細絲的柚子皮即可。

・食材的組合・

扇貝（平性、甘味、鹹味）能緩和倦怠感或精神上的不安，並改善口渴、消化不良。另外，因為扇貝的鮮味成分和香菇、牛蒡不同，所以組合在一起能產生相乘效果，使味道變得濃厚。

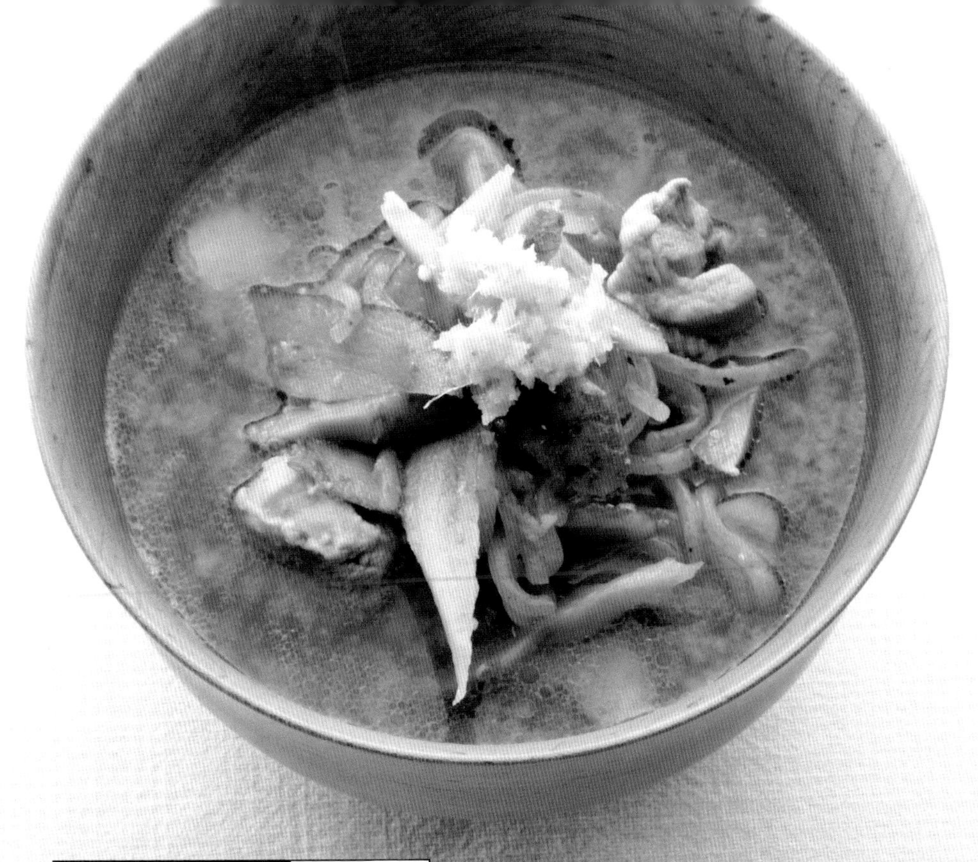

補・捨・調 體質 排便不順暢

牛蒡雞肉味噌湯

材料〔2 人份〕

牛蒡…1/2 根
雞腿肉…120g
蒟蒻絲…100g
芝麻油…1 湯匙
水…450ml
味噌…1+1/2 湯匙
薑泥…適量

作法

1 將牛蒡削薄片，雞腿肉從斜面橫切成小塊，蒟蒻絲切成大段。

2 在鍋中放入芝麻油、作法 1，以中火慢慢炒到雞肉全熟為止。

3 加入水煮沸後，轉小火再煮 10 分鐘左右，再加入味噌溶解。盛入容器，擺上薑泥即可。

・食材的組合・

蒟蒻（寒性、辛味、苦味）能舒緩紅腫、喉嚨乾渴，具有解毒作用。另外，也能潤腸、使排便順暢，所以和牛蒡組合在一起可以有效改善便秘。

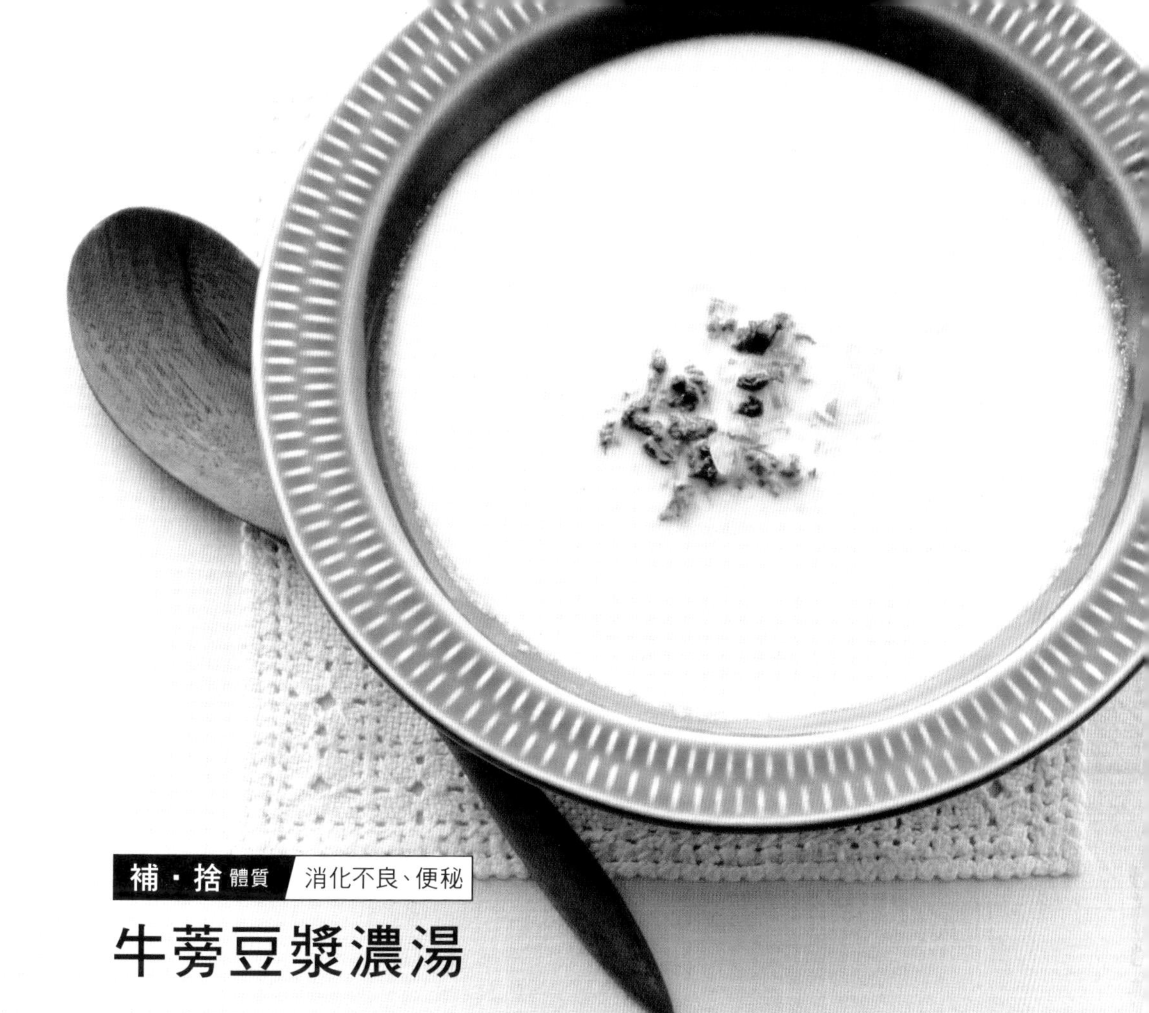

補・捨 體質　消化不良、便秘

牛蒡豆漿濃湯

材料〔2 人份〕

牛蒡…1/2 根
蕪菁…1 個（100g）
蕪菁葉…適量
A｜高湯…350ml
　｜鹽…1/4 茶匙
豆漿…100ml

作法

1 把蕪菁的葉子取下備用。蕪菁切成半月形薄片、牛蒡斜切成薄片，一起放入鍋中，加入材料 A 煮沸後，轉小火煮到牛蒡變軟為止。

2 蕪菁葉迅速汆燙過後，切碎。

3 把作法 1 放入果汁機中充分打爛，再倒回鍋中，最後加入豆漿以小火加溫即可。盛入容器，擺上作法 2。

・食材的組合・

蕪菁（溫性、甘味、苦味、辛味）能溫熱身體、調節氣的運行，改善消化不良或便秘。加入牛蒡料理中一起烹調，可以緩和冷卻作用、促進消化吸收。

最強排毒食材13

紅蘿蔔

甘味
平性

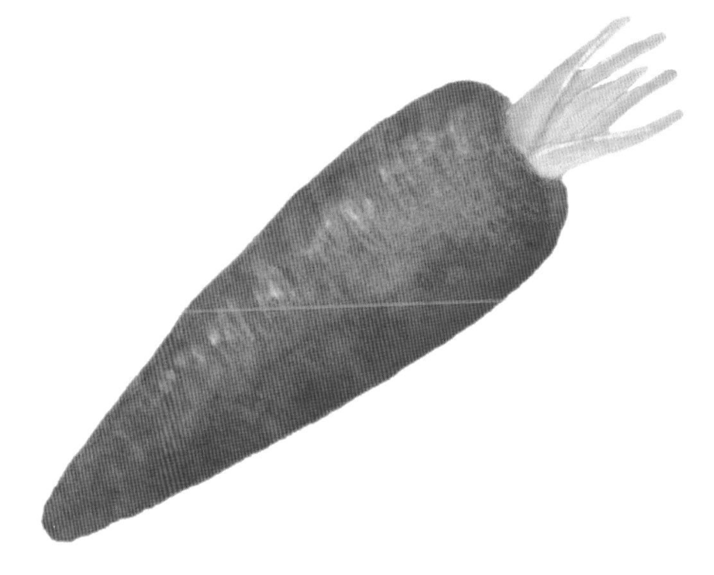

補充體內的血與水，幫助消化、滋潤身體。

〔功效〕

- 補充體內的血與水。
- 改善乾眼症、眼睛疲勞。
- 滋潤身體黏膜。
- 調節腸胃的運作。
- 改善食欲不振、腹脹。
- 改善貧血。

〔營養〕

含有相當豐富的β－胡蘿蔔素，是能提升抗氧化力和增強免疫力的成分。β－胡蘿蔔素的維生素A對維持眼睛、黏膜、皮膚的健康來説，也是很重要的角色。

烹調的技巧

β-胡蘿蔔素是能溶解於油脂中的維生素，有相關研究指出：紅蘿蔔和植物油一起食用可以增加2.7倍的吸收率。做成湯品時也建議先用油炒過，或在完成時淋上一些油脂。

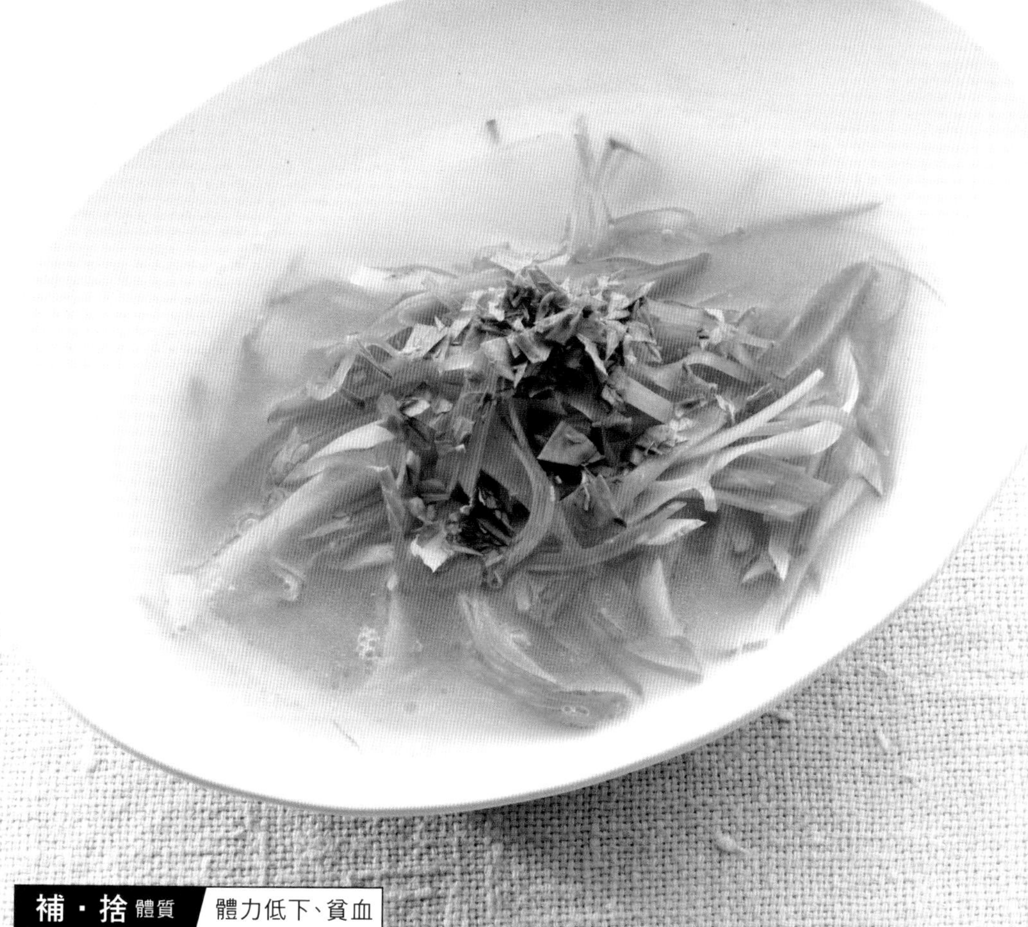

補・捨體質　體力低下、貧血

紅蘿蔔馬鈴薯湯

材料〔2人份〕

紅蘿蔔…120g
馬鈴薯…100g
西洋芹…50g
西洋芹葉…適量
A　奶油…10g
　　水…400ml
　　鹽…1/4茶匙

作法

1 把西洋芹的葉子取下備用。西洋芹、紅蘿蔔、馬鈴薯都切成細絲狀。

2 在鍋中放入材料A煮沸後，再加入作法1，以大火煮約1分鐘。

3 盛入容器，撒上切碎的西洋芹葉即可。

・食材的組合・

馬鈴薯（平性、甘味）可以補氣、調節腸胃的運作，在改善身體乏力或便秘上有所助益。和紅蘿蔔的組合可以讓腸胃的作用變溫和，在缺乏體力時也很推薦食用。

補・捨・調 體質 便秘、肌膚問題

紅蘿蔔核桃濃湯

材料〔2 人份〕

紅蘿蔔…120g
洋蔥…1/4 個
核桃…30g +少許
橄欖油…1 湯匙
A 水…350ml
　鹽…1/4 茶匙
豆漿…100ml

作法

1 把紅蘿蔔切成半月形薄片，洋蔥也切成薄片，和橄欖油一起放入鍋中，以中火炒到變軟為止。

2 加入核桃 30g、材料 A 煮沸，轉小火再煮 10 分鐘左右。

3 用果汁機把作法 2 充分打爛，再倒回鍋中，加入豆漿用小火加溫即可。盛入容器，撒上切碎的核桃。

・食材的組合・

核桃（溫性、甘味）能調節腦部或肺部的運作，對改善腰痛、足腰部的衰弱、健忘、頻尿、肌膚問題、咳嗽或氣喘等等都有效。和紅蘿蔔的組合也能讓排便變得順暢。

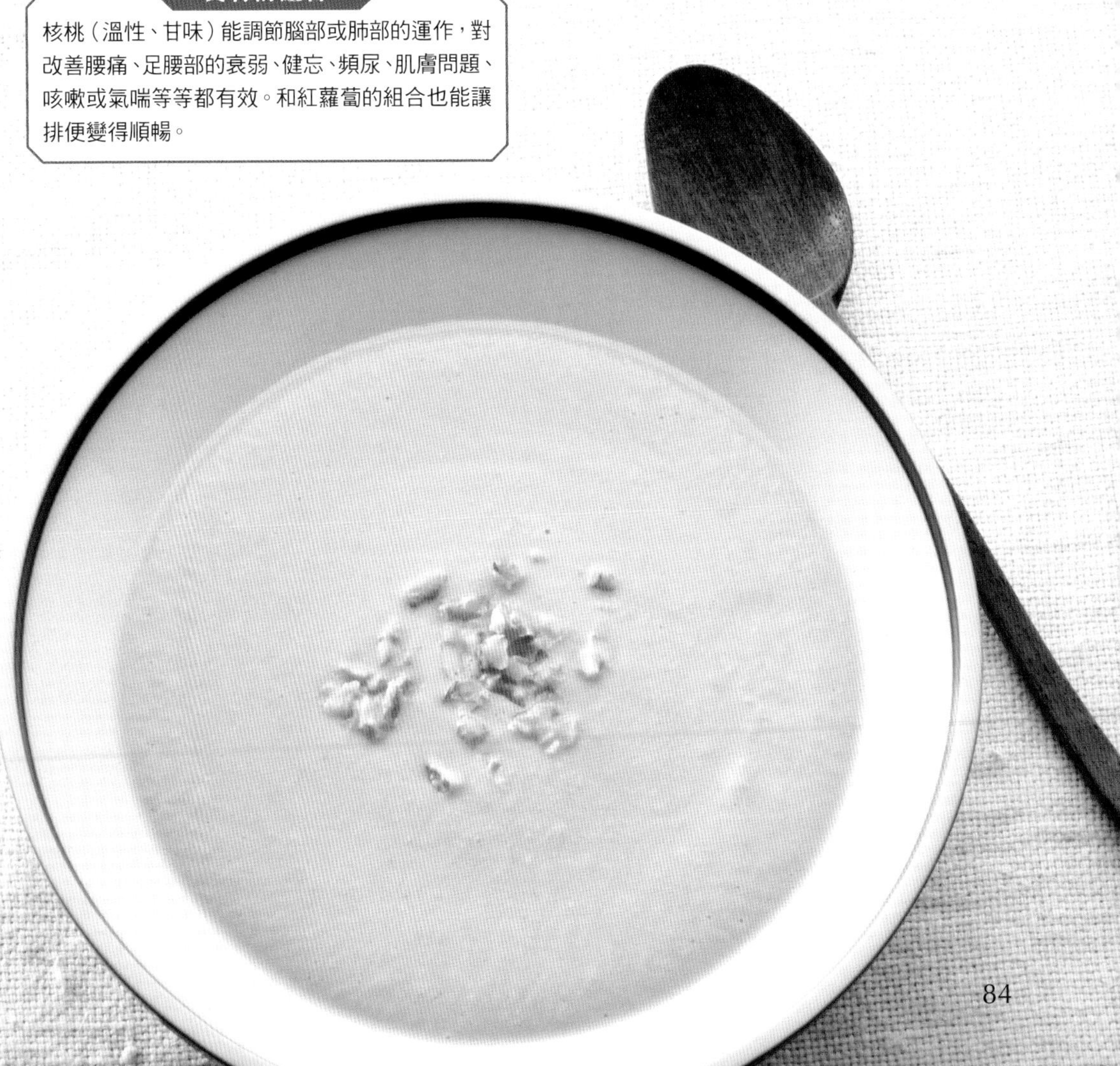

補・捨體質 煩躁、發冷

紅蘿蔔泥豆皮味噌湯

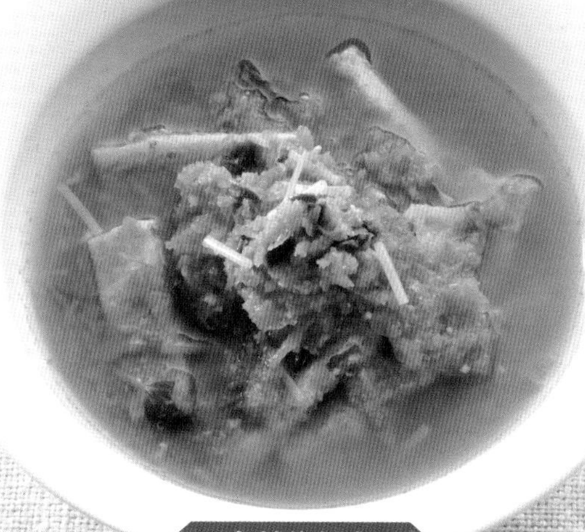

材料〔2 人份〕

紅蘿蔔…100g
油炸豆皮…1 片
豆苗…20g
A | 高湯…300ml
  | 橄欖油…1 茶匙
味噌…1 湯匙

作法

1 紅蘿蔔磨成泥（連汁液一起），油炸豆皮切成條狀，和材料 A 一起放入鍋中。

2 把鍋中材料煮沸後，轉小火再煮 3 分鐘左右，加入味噌溶解，最後放入切成 1cm 長度的豆苗，稍微煮過即可。

・食材的組合・

豆苗（平性、甘味）能去除熱氣，具有解毒作用。能舒緩煩躁、喉嚨乾渴等症狀。

補・捨體質 體內發熱、血液循環不良

紅蘿蔔西班牙冷湯

材料〔2 人份〕

紅蘿蔔…100g
A | 番茄汁…200ml
  | 水…200ml
  | 鹽…1/4 茶匙
  | 蒜泥…少許
  | 橄欖油…1 湯匙
檸檬…1/4 顆＋（半圓形切片）1-2 片
羅勒葉…適量

作法

1 紅蘿蔔磨成泥（連汁液一起）和材料 A 混合，放入冰箱冰到湯變涼。

2 將 1/4 顆檸檬擠出汁，加入作法 1 中。盛入容器，擺上檸檬片、撒上切碎的羅勒葉即可。

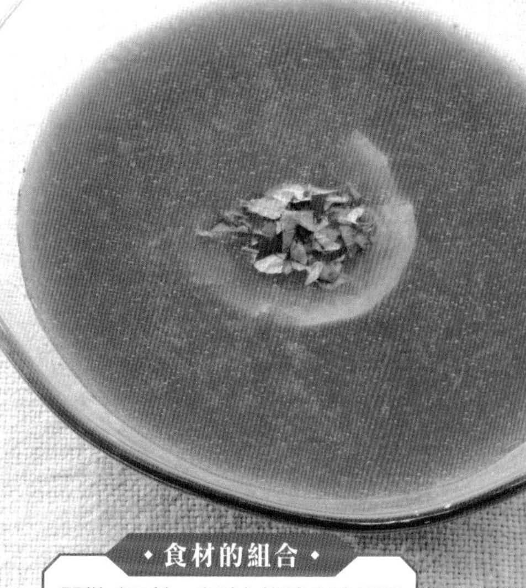

・食材的組合・

羅勒（溫性、辛味）能讓血液循環變好，且有助調整胃部狀況。

苦瓜

以強烈的冷卻作用去除體熱，
舒緩發炎、消解精神疲勞。

苦味
寒性

〔功效〕

- 去除體內多餘的熱。
- 滋潤身體、防止喉嚨乾渴。
- 改善眼睛模糊、乾癢、充血症狀。
- 改善因熱引起的紅腫、皮膚突起物。
- 調節胃部的運作。
- 降低血壓、血糖值。
- 紓解精神疲勞。

〔營養〕

含有非常豐富的維生素C，而且相對來說，加熱後流失的速度較慢。苦味成分的「苦瓜素」可以增進食欲，有健胃的效果。另外也有研究指出，苦瓜能降低血壓或血糖值。

烹調的技巧

苦瓜中間的瓜囊、種子是可以食用的，就算不完全取出也沒關係。尤其完全成熟後的苦瓜種子、瓜囊的苦味會消失，反而能使甜味增加，也可以像水果一樣直接生吃。

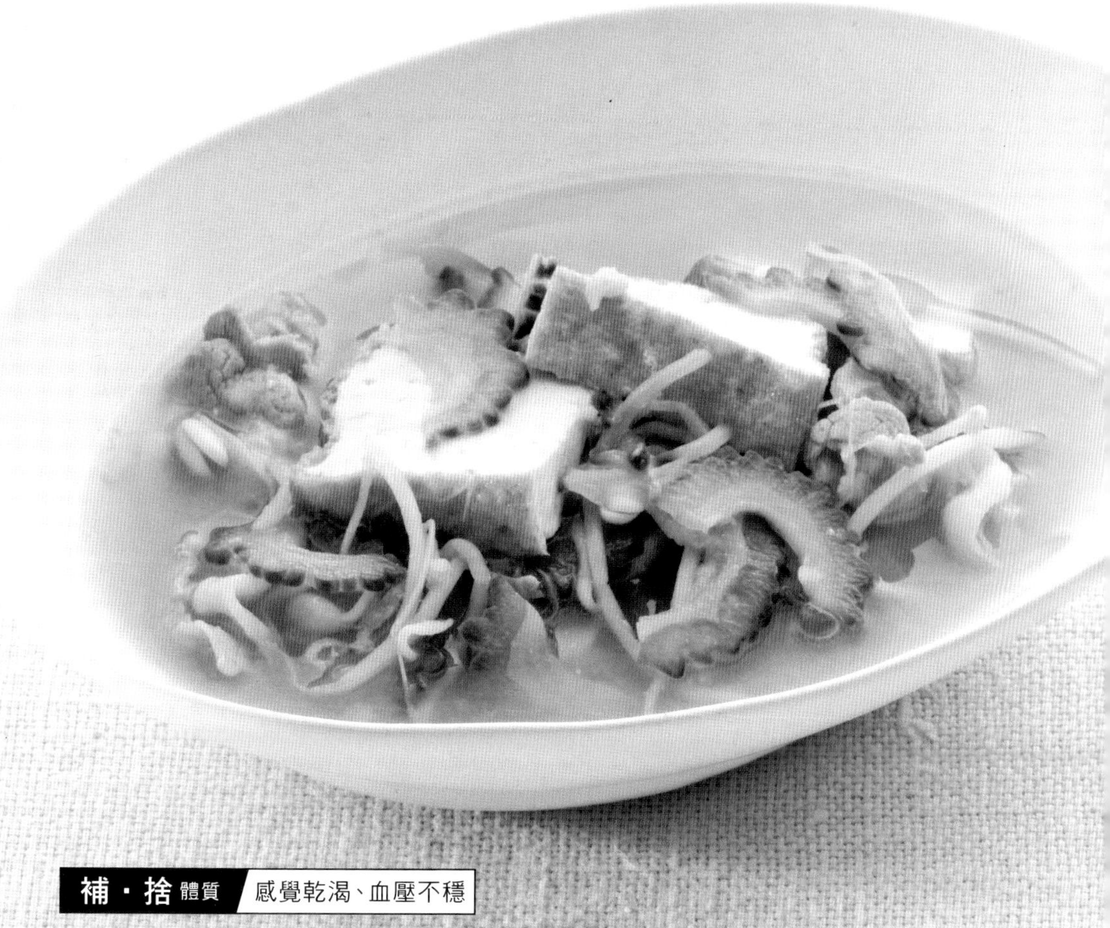

補・捨 體質 感覺乾渴、血壓不穩

苦瓜炒油豆腐湯

材料〔2人份〕

苦瓜…1/2 條
油豆腐…100g
豬肉（切薄片）…80g
黃豆芽…100g
芝麻油…1 湯匙
A | 水…400ml
  | 味噌…1+1/2 湯匙

作法

1 苦瓜大略挖除種子後切成薄片，油豆腐切成 1cm 的厚度。

2 在鍋中放入芝麻油、豬肉，以中火炒香，隨後加入苦瓜、油豆腐、豆芽菜拌炒。

3 蔬菜稍微軟化後加入材料 A 煮沸，轉小火再煮 1 分鐘左右即可。

・食材的組合・

油豆腐（寒性、甘味）和豆腐（寒性、甘味）一樣都能夠補水、補氣、去除熱氣。也能改善口乾時產生黏液的情況、母乳不足等等。和苦瓜一起調理時，加入平性的豬肉較佳，可以讓作用變得溫和。

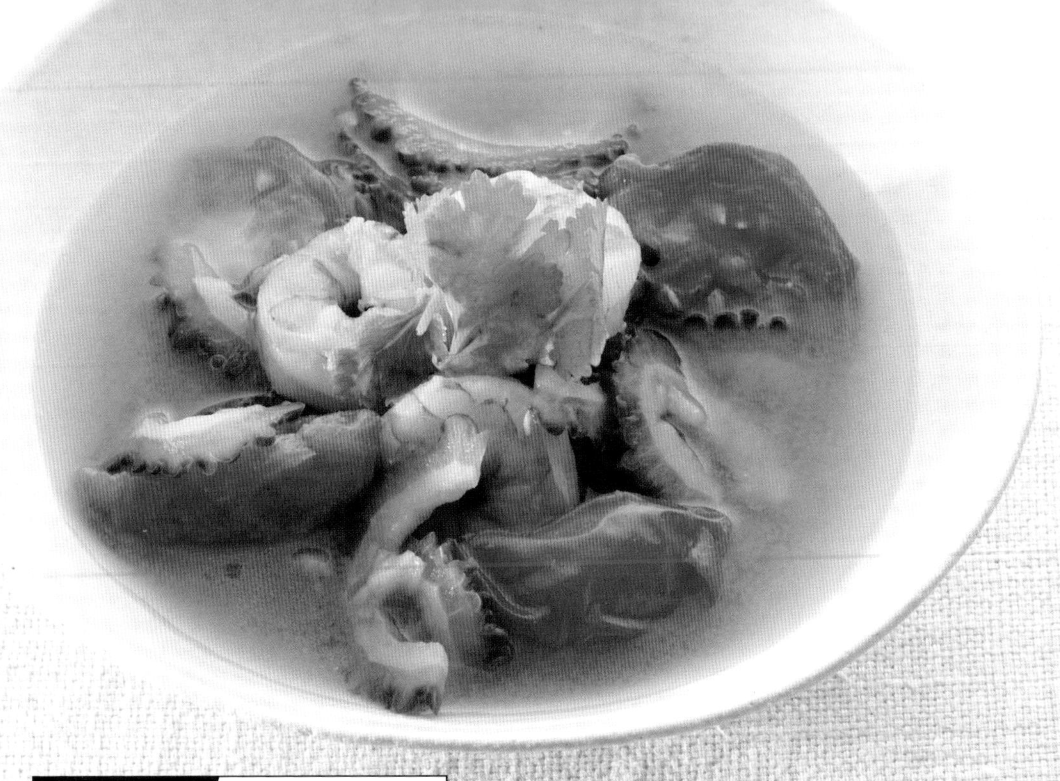

補・捨體質　身心疲勞、體內發熱

苦瓜蝦仁咖哩湯

材料〔2人份〕

苦瓜…1/2條
蝦仁…大的6隻
番茄…1個
橄欖油…1湯匙
A｜水…400ml
　｜蒜泥…少於1茶匙
　｜咖哩粉…2茶匙
　｜魚露…1茶匙
香菜…1株

作法

1 苦瓜大略挖除種子後切成薄片，番茄切成6等分的半圓形，香菜的根和底部的莖切碎、葉子切成大段。

2 在鍋中預熱橄欖油，放入苦瓜、蝦仁、香菜的根和莖，以中火炒香後，加入材料A煮沸，轉小火再煮1分鐘左右。

3 接著放入番茄，煮沸後馬上關火。盛入容器，擺上香菜葉即可。

・食材的組合・

咖哩粉的主要香料「薑黃」（溫性、苦味、辛味），能讓血液循環變好，舒緩關節痛或生理痛。另外有研究報告指出，薑黃具有抗氧化作用，能提升肝機能、預防癌症。

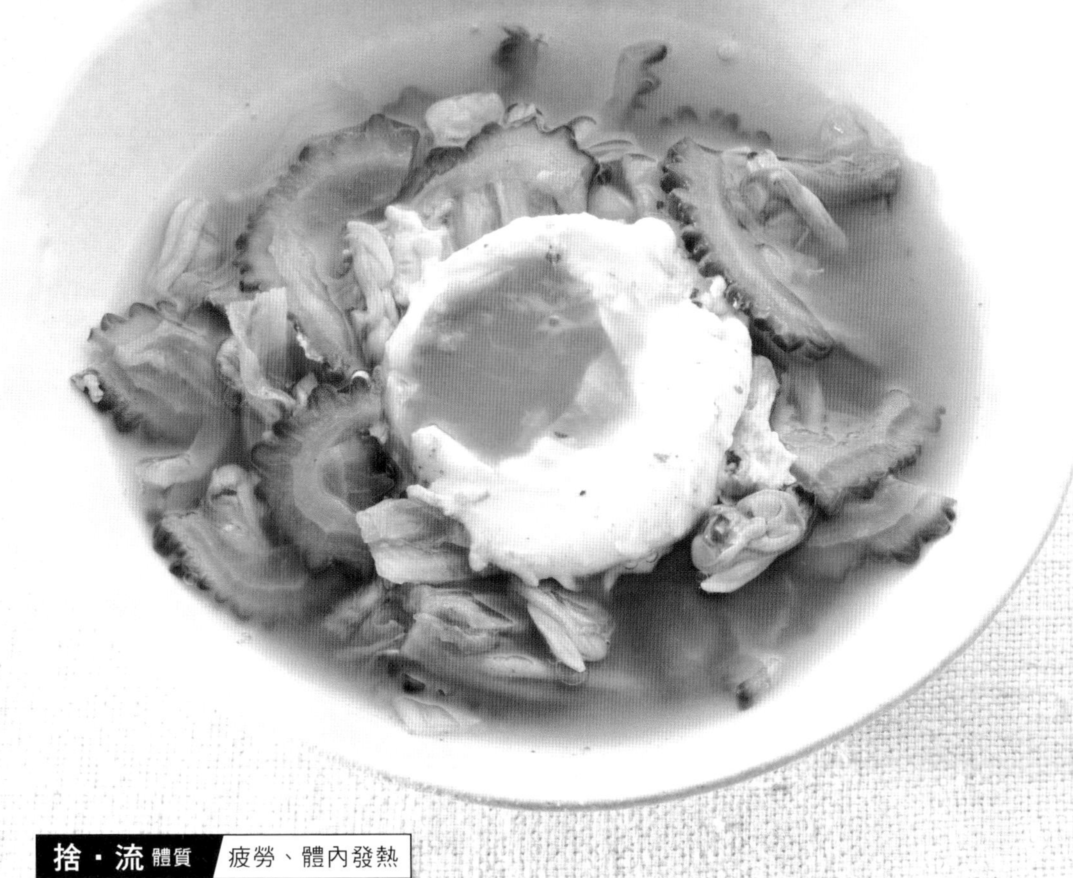

捨・流 體質 疲勞、體內發熱

苦瓜海瓜子雞蛋泡菜湯

材料〔2 人份〕

苦瓜…1/2 條
泡菜…80g
海瓜子罐頭（水煮）…1 罐（130g）
雞蛋…2 顆
水…300ml
醬油…少許

作法

1. 苦瓜大略挖除種子後切成薄片，和泡菜、海瓜子罐頭（連湯汁一起）、水一起放入鍋中煮沸，轉小火再煮 3 分鐘左右，加入醬油調味。
2. 然後打蛋進去，蓋上鍋蓋，煮到蛋變半熟（或喜歡的熟度）即可。

・食材的組合・

就算是製成罐頭食品的海瓜子（寒性、甘味、鹹味），性質和功效也不會改變，料理時相當方便。使用有濃郁鮮味的罐頭湯汁，就可以使調味降至最低。另外，泡菜發酵產生的味道，也可以讓湯頭風味變得更豐富。

最強排毒食材15

玉米

促進水分代謝、改善水腫虛胖，消除疲勞、恢復元氣。

甘味 平性

〔功效〕

・藉由利尿去除多餘的水分。
・改善水腫、虛胖。
・有助胃部機能順暢運作。
・幫助消解疲勞。
・改善便秘。

※玉米鬚也具有同樣的功效

〔營養〕

含有大量幫助鹽分排出的鉀。也含有豐富的膳食纖維，尤其許多屬於不溶性纖維，所以可以增加排便量、促進腸部的蠕動。

烹調的技巧

玉米鬚在藥膳學上是功效大到可以獨立分類的食材，所以建議不要清掉玉米鬚，連同玉米一起食用較佳。玉米鬚吃起來有清脆的口感，讓料理更有層次。

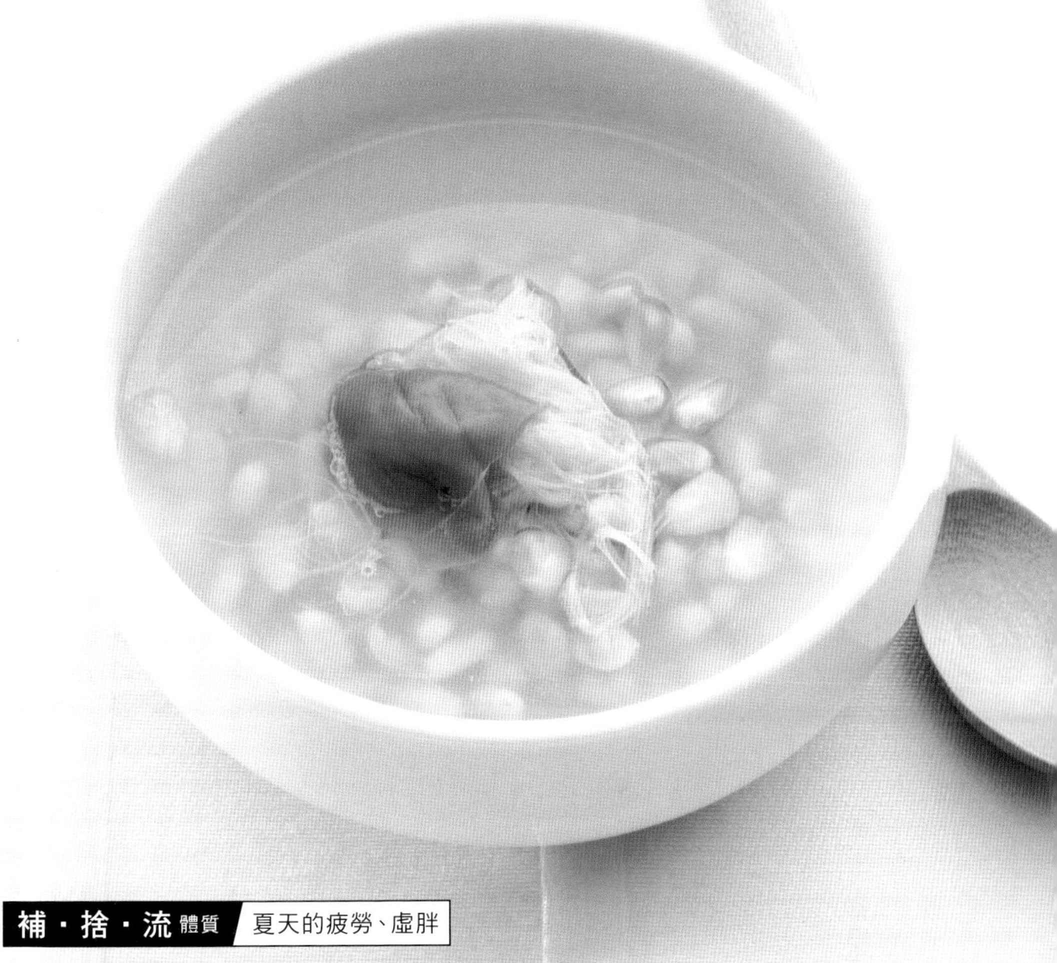

補・捨・流體質 夏天的疲勞、虛胖

玉米梅子湯

材料〔2 人份〕

玉米…1 根
梅乾…1 大顆（15g）
A | 水…400ml
  | 鹽… 1 撮

作法

1 用刀子把玉米粒削下來，玉米鬚切大段備用。

2 在鍋中放入作法 1（玉米芯也一起）、材料 A、梅乾，煮沸後轉小火再煮 15 分鐘，取出玉米芯即可。

・食材的組合・

梅子（平性、澀味、酸味）有收斂作用，可生津止渴、健胃整腸，能舒緩口乾、多汗、關節痛、腹痛、腰痛等，並有助消解疲勞。梅子是從梅雨季到初夏的產物，和玉米搭配可以改善這個時期悶熱多濕的不適。

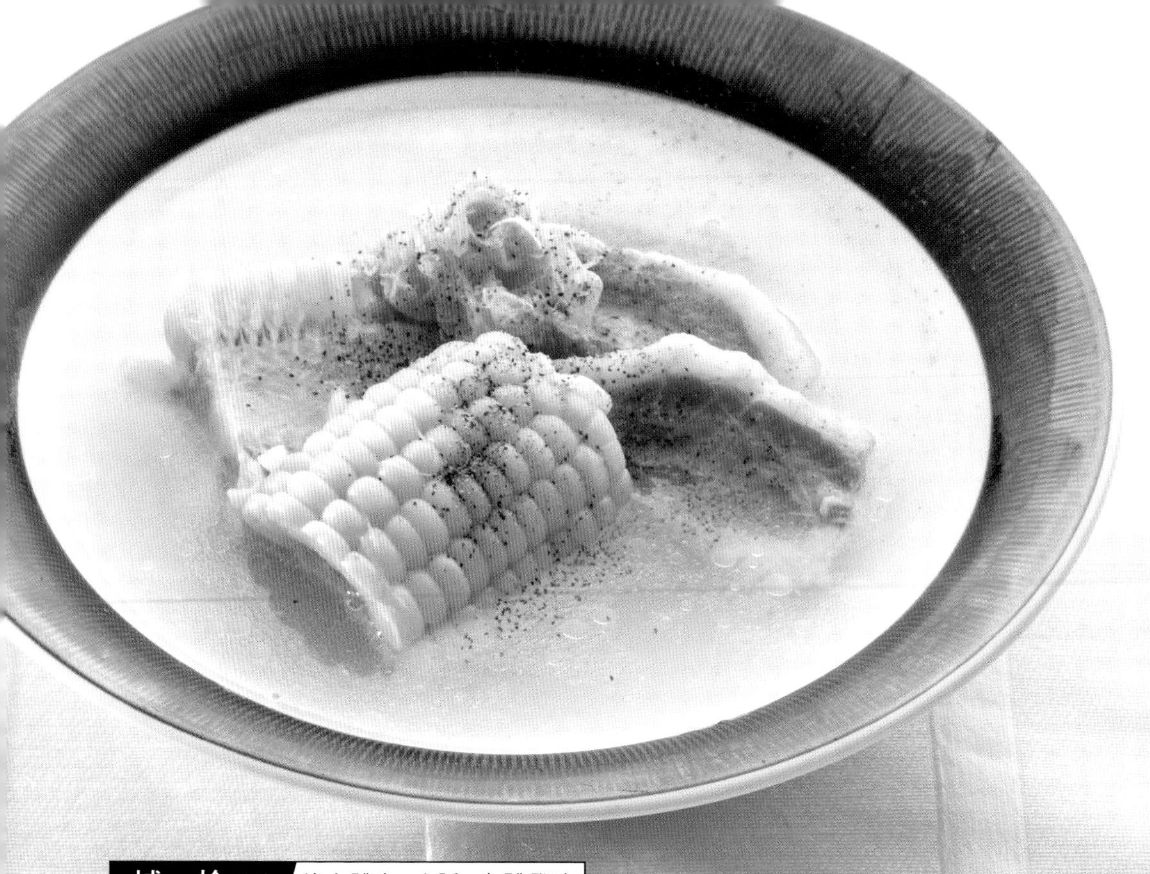

補・捨 體質　沒有體力、水腫、身體發冷

豬肉玉米湯

材料〔2 人份〕

玉米…2 根
豬肉（肩胛肉）…300g
鹽…1 湯匙
水…1000ml
粗粒黑胡椒…適量

作法

1 豬肉切成 1cm 厚的片狀，撒上鹽巴，在上面放一個重物壓住，放進冰箱冷藏半天。

2 把玉米橫切成 4 等分，再縱切成一半。玉米鬚切成大段。

3 在鍋中放入作法 1、2 以及水，煮沸後轉小火再煮 20 分鐘。盛入容器，撒上黑胡椒即可。

・食材的組合・

豬肉（平性、甘味、鹹味）具有補氣、增加體力的作用，尤其能緩和老化、虛寒、腰痛等症狀，提高免疫力。

變化食譜 PLUS

補・捨・流體質 想消除疲勞、恢復體力時

西洋菜檸檬玉米湯

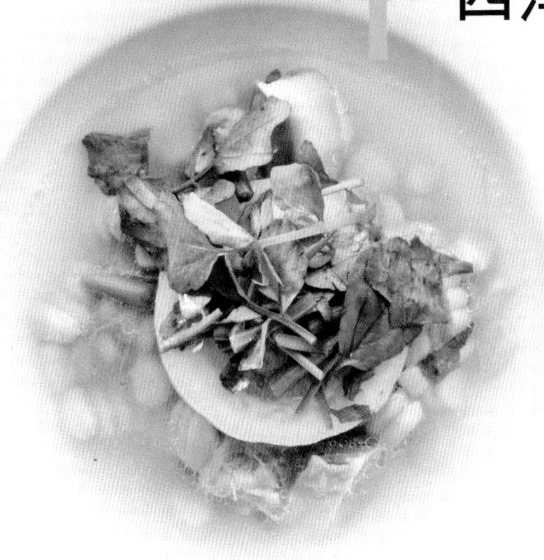

材料〔1 人份〕

豬肉玉米湯（P92）…1 人份
西洋菜…適量
檸檬（切圓片）…1 片

作法

1 把湯裡的玉米粒削下來，豬肉切小塊後，放回湯中加熱。

2 再加入切大段的西洋菜、檸檬片，回煮一下即可。

・食材的組合・

西洋菜（微寒性、甘味）、檸檬（平性、酸味）的香味與酸味，可以幫原來的湯品增加變化。

變化食譜 PLUS

補・捨・流體質 想紓解緊張、疲勞時

青椒玉米湯

材料〔1 人份〕

豬肉玉米湯（P92）…1 人份
青椒…1 個
橄欖油…適量

作法

1 青椒去籽切小塊，用橄欖油快速炒過。

2 把湯裡的玉米粒削下來，豬肉切小塊後，放回湯中加熱。盛入容器，加入作法 1 即可。

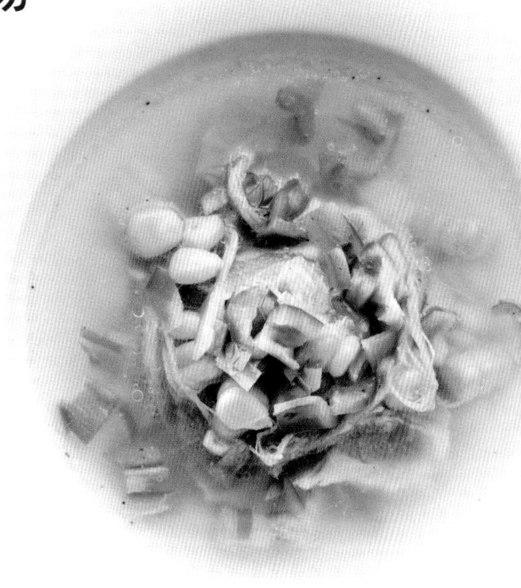

・食材的組合・

青椒（平性、辛味、甘味）能調節氣的運行，舒緩煩躁或緊張，改善肝機能、食欲不振。

最強排毒食材16

蓮藕

去除體內多餘的熱，滋潤身體、改善血液循環。

甘味 寒性

（加熱會變平性）

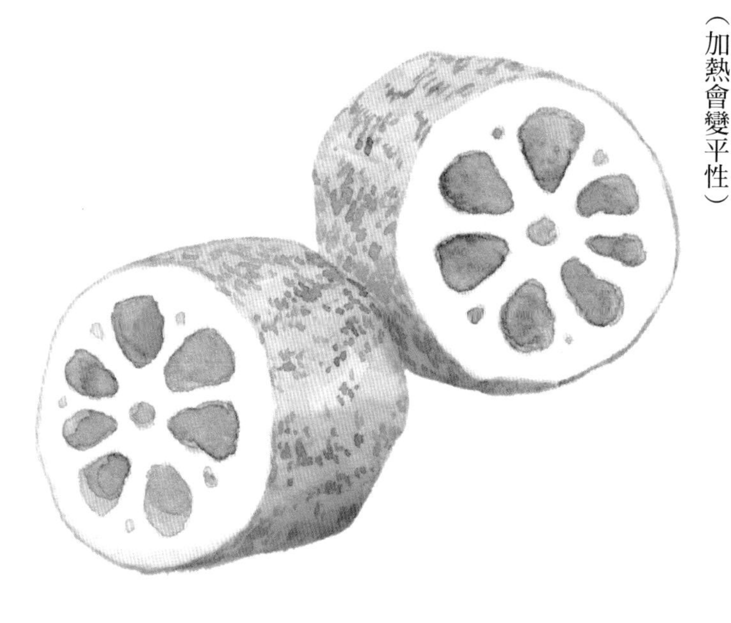

〔功效〕（生吃的狀況）

- 去除體內多餘的熱。
- 滋潤身體，改善血液循環。
- 舒緩體內燥熱、發燒。
- 舒緩喉嚨的乾渴。
- 改善足腰部的衰弱。

〔營養〕

在蓮藕的黏稠成分裡有可以保護胃黏膜的黏液素，而單寧酸屬抗氧化物質，具有消炎止血的作用。蓮藕還含有豐富的維生素C，能幫助提升免疫力。

烹調的技巧

蓮藕加熱後性質會改變，因此選用蓮藕泥湯等不過度加熱的調理方法會比較好，才能更有效達到除熱、排毒的效果。不過，腹部容易發冷的人應該避免生吃。

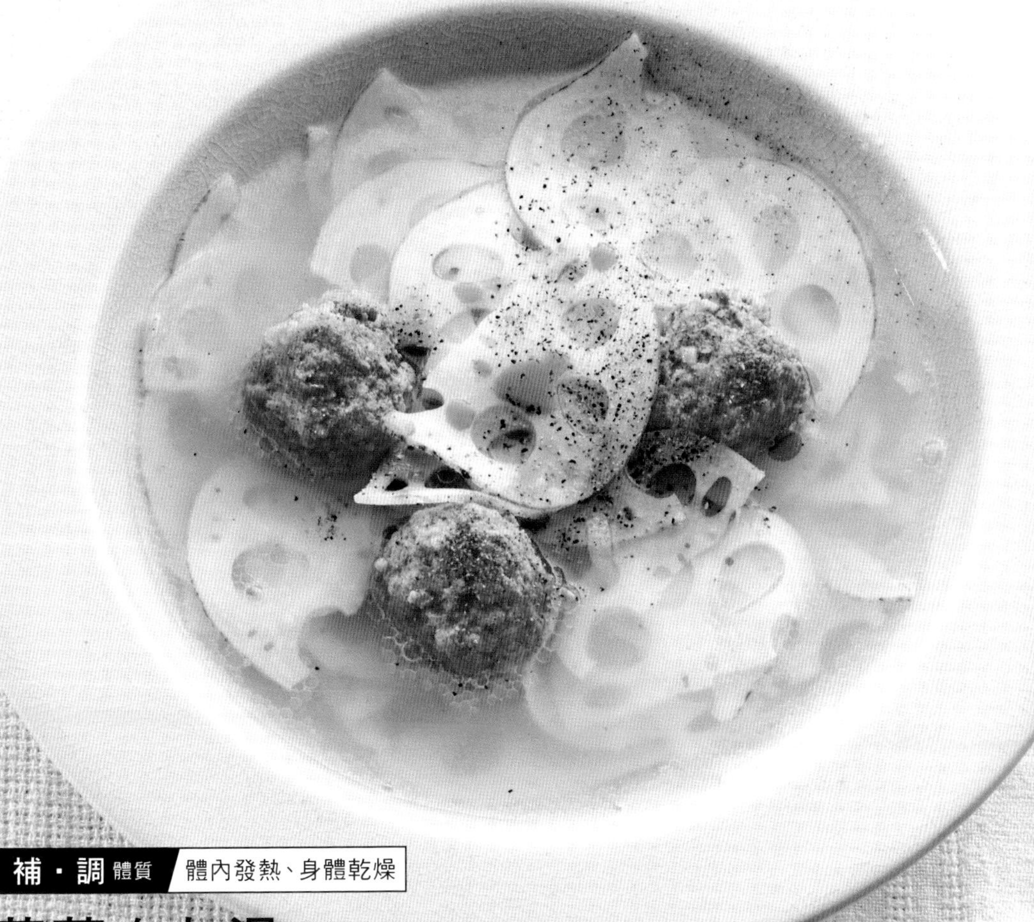

補・調 體質　體內發熱、身體乾燥

蓮藕肉丸湯

材料〔2人份〕

蓮藕…120g
豬絞肉…100g
A｜薑泥…1湯匙
　大蔥（切碎末）…2湯匙
　鹽…1/4茶匙
B｜水…500ml
　鹽…略多於1/4茶匙
C｜醋、辣油、粗粒黑胡椒…各適量

作法

1. 蓮藕用刨刀削成半月形薄片。
2. 在豬絞肉中加入材料A揉勻，分成6等分，搓成丸子狀。
3. 在鍋中放入材料B煮沸，加入肉丸子後轉小火再煮5分鐘左右，肉丸子熟了以後加入蓮藕片，稍微煮一下即可關火。盛入容器，淋上材料C。

・食材的組合・

肉丸的調味裡有溫性的蔥、薑，因此能緩和蓮藕的冷卻作用。另外，蓮藕不要過度加熱，排毒的效果才會比較好，所以在最後要完成時稍微煮一下即可。

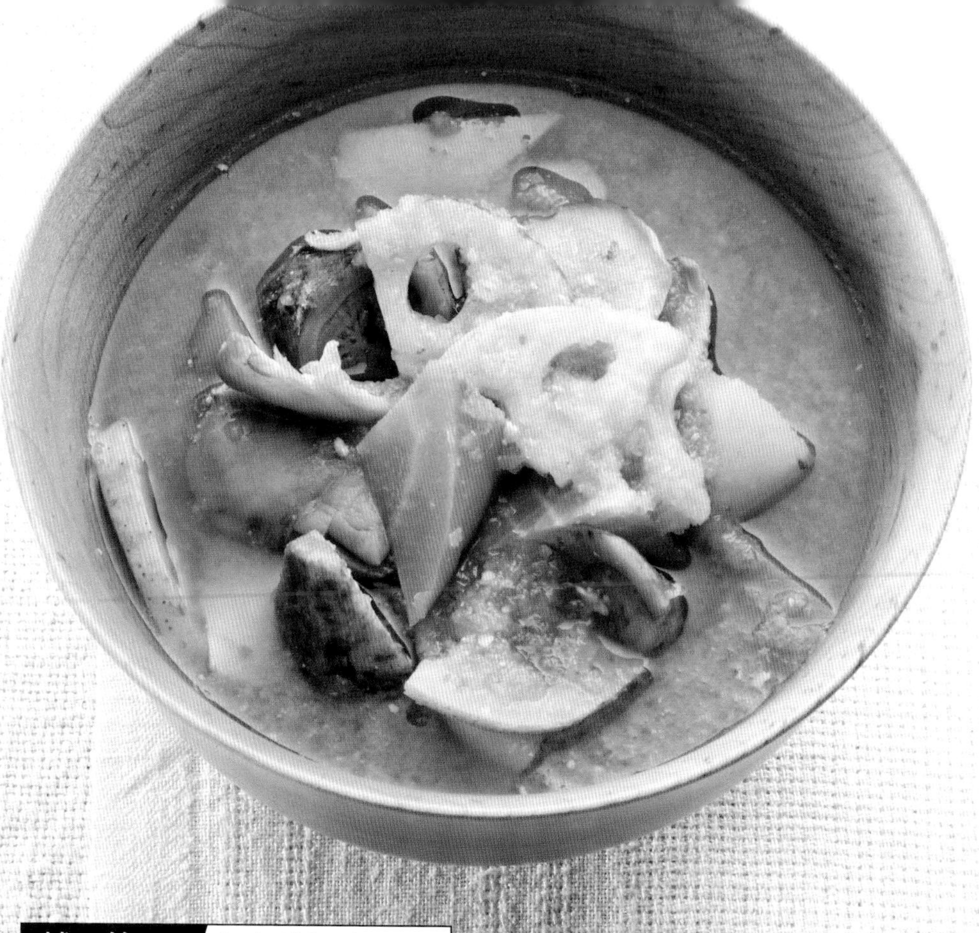

補・捨 體質 水腫、體內發熱、便秘

蓮藕泥蔬菜味噌湯

材料〔2 人份〕

蓮藕…120g
紅蘿蔔…40g
白蘿蔔…50g
牛蒡…50g
舞菇…50g
A 高湯…400ml
　味噌…1 湯匙

作法

1 把一半的蓮藕切成扇形片狀，剩下的磨成泥。
2 紅蘿蔔、白蘿蔔、牛蒡切滾刀塊（小塊），舞菇剝成容易食用的大小，和切好的扇形蓮藕片一起放入鍋中，加入材料 A 煮沸，轉小火再煮 10 分鐘左右。
3 最後加入蓮藕泥稍微煮一下即可。

・食材的組合・

這五種排毒食材的組合可以去除多餘的熱和水，讓體內循環變好，對改善便秘也有效。另外，味噌（溫性、甘味、鹹味）也有解毒作用，因為是溫性的，可以緩和食材的冷卻作用。

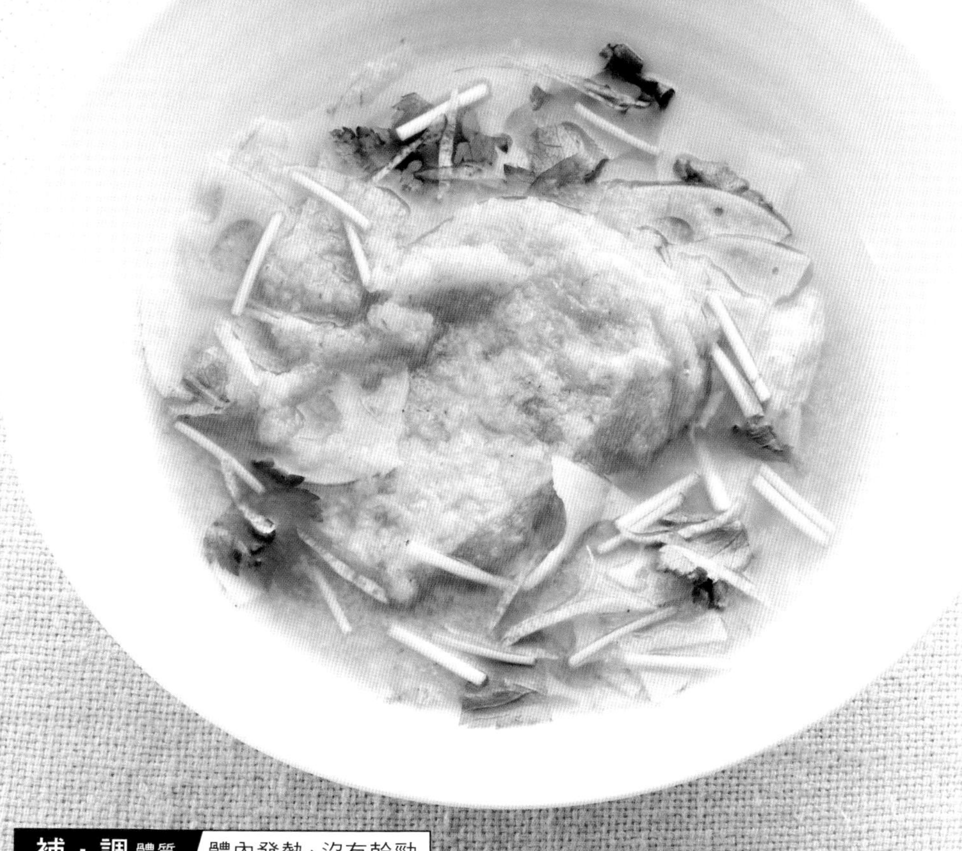

補・調 體質 體內發熱、沒有幹勁

蓮藕泥麻糬湯

材料〔2人份〕

蓮藕…120g
糙米麻糬…2個
A｜水…400ml
｜鹽…1/4茶匙
醬油…1茶匙
鴨兒芹、柚子皮…各適量

作法

1 把一半的蓮藕用刨刀削成扇形薄片，剩下的磨成泥狀。

2 在鍋中加入材料A、削好的蓮藕片煮沸，轉小火後放入蓮藕泥、醬油，關火。

3 麻糬烤過表面後加入鍋中，再稍微煮一下。撒上切小段的鴨兒芹、切絲的柚子皮即可。

・食材的組合・

糙米麻糬是以未完全脫殼的糯米加工製成的麻糬。不但能享受焦香味，放入湯中更好吃。糯米（溫性、甘味）可以改善倦怠或身體乏力、腹瀉、明明不熱卻流汗的情況。

最強排毒食材17

小芋頭

甘味　辛味

平性

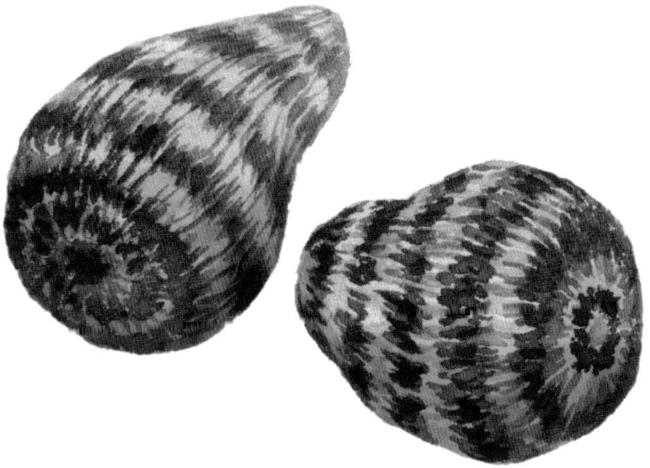

排除體內囤積的老廢物質，改善水腫、消化不良等症狀。

〔功效〕

・消水腫，排除體內老廢物質。
・調節腸胃的運作。
・軟化肌肉硬塊。
・改善紅腫、腫瘤。
・改善腹脹。

〔營養〕

富含能幫助鹽分排出的鉀。另外，小芋頭黏黏滑滑的成分是水溶性膳食纖維（黏液素、半乳聚醣、葡甘露聚醣）所引起的，可以降低血壓，對降低膽固醇數值也有幫助。

烹調的技巧

在做日式料理時，常會把小芋頭的皮剝掉後搓鹽巴，然後用水煮沸以去除黏液，但是在煮排毒湯時是沒有必要的。湯中會呈現自然的黏稠感，這些黏稠的成分都可以食用。

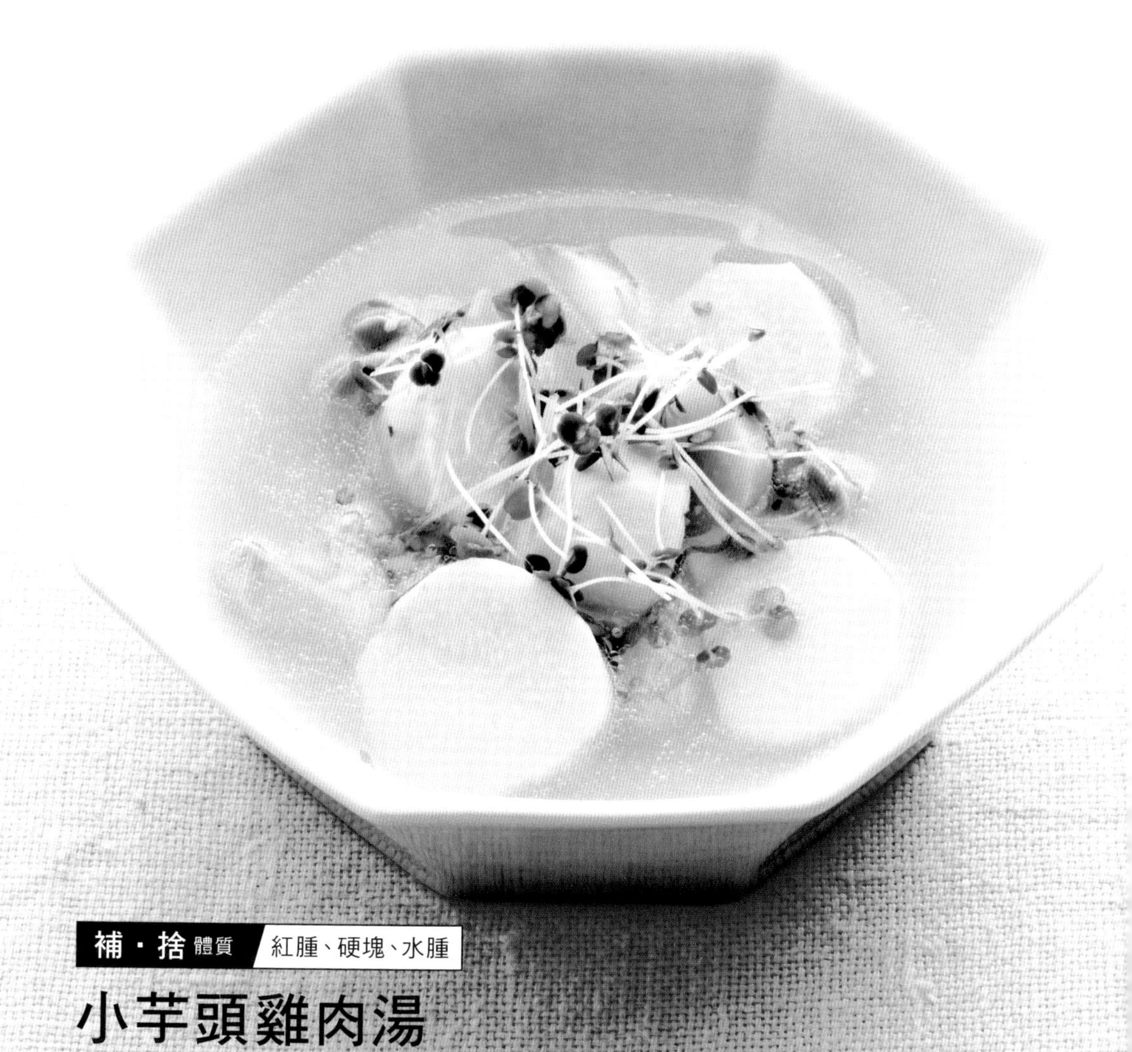

補・捨體質　紅腫、硬塊、水腫

小芋頭雞肉湯

材料〔2 人份〕

小芋頭…8 個
雞腿肉…200g
A｜薑（切薄片）…2 片
　｜水…400ml
　｜酒…50ml
　｜鹽…1/4 茶匙
蘿蔔苗…適量

作法

1 小芋頭去皮後切成一半，雞肉切成與小芋頭差不多大小。

2 鍋中放入切好的小芋頭和雞肉、材料 A 煮沸，轉小火加蓋再煮 10 分鐘左右。

3 盛入容器，擺上切小段的蘿蔔苗即可。

・食材的組合・

蘿蔔苗的性質、功效是以白蘿蔔（涼性、辛味、甘味）為基準，能去除體內多餘的熱，調整氣的運行，並幫助腸胃運作。因此加入小芋頭與雞肉的組合中一起烹調的話，能提高排毒效果。

補・捨 體質 腸胃不適、有感冒症狀

韓風小芋頭豬肉湯

材料〔2 人份〕

小芋頭…300g
豬肉（切薄片）…120g

A | 蒜泥…1 茶匙
酒…1 湯匙
醬油…2 茶匙

B | 水…400ml
鹽…1/4 茶匙

芝麻油…1/2 湯匙
大蔥（切蔥花）…適量
粗粒黑胡椒…適量

作法

1 小芋頭去皮後切成一半。豬肉如果太大塊切小一點，加入材料 A，放進袋子中揉勻。

2 在鍋中放入芝麻油、豬肉，以中火快速炒過，再加入小芋頭、材料 B 煮沸，轉小火後加蓋再煮 10 分鐘左右。

3 盛入容器，撒上蔥花、黑胡椒即可。

・食材的組合・

小芋頭和豬肉（平性、甘味、鹹味）的組合可以增強調節腸胃的運作，改善消化不良、便秘。而且這個組合可以滋潤身體，對乾燥肌或改善感冒也有效。

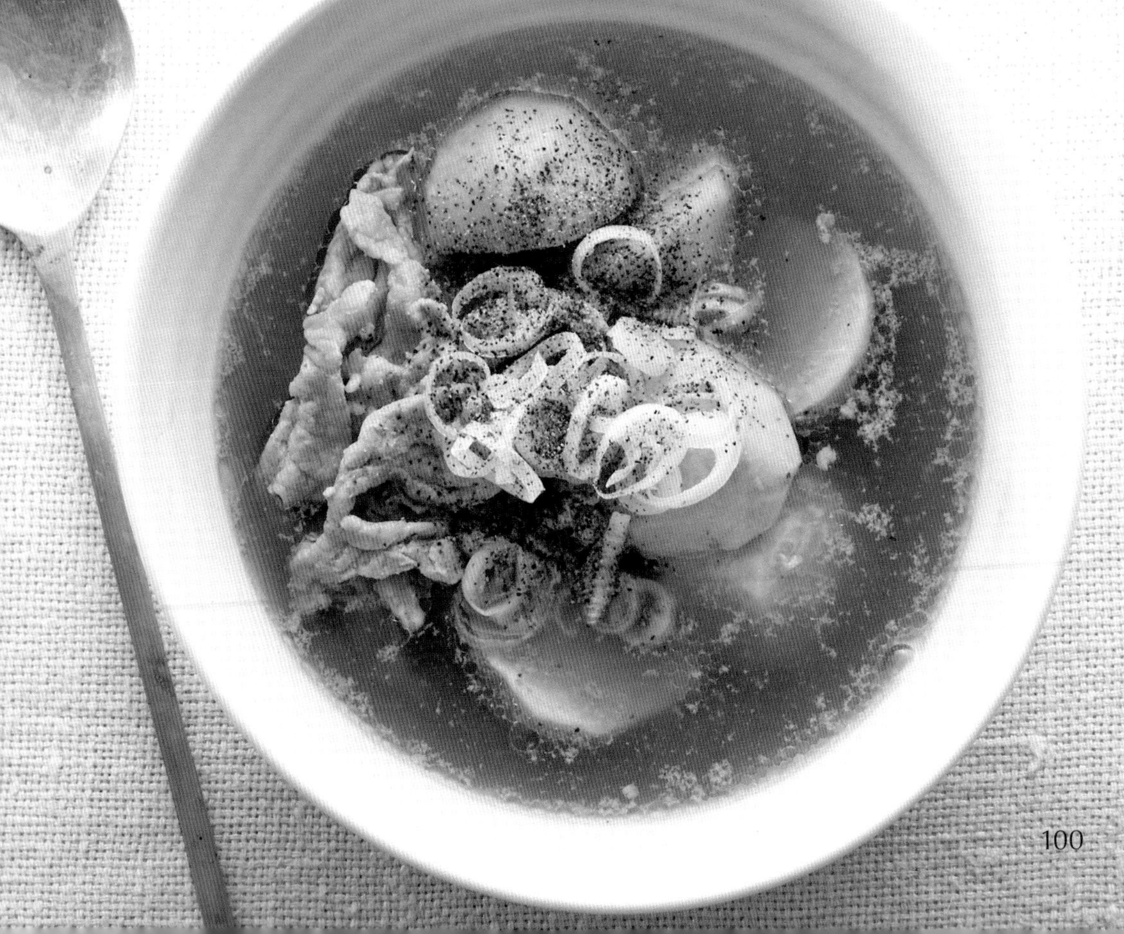

捨・流 體質　食欲不振、水腫

小芋頭味噌濃湯

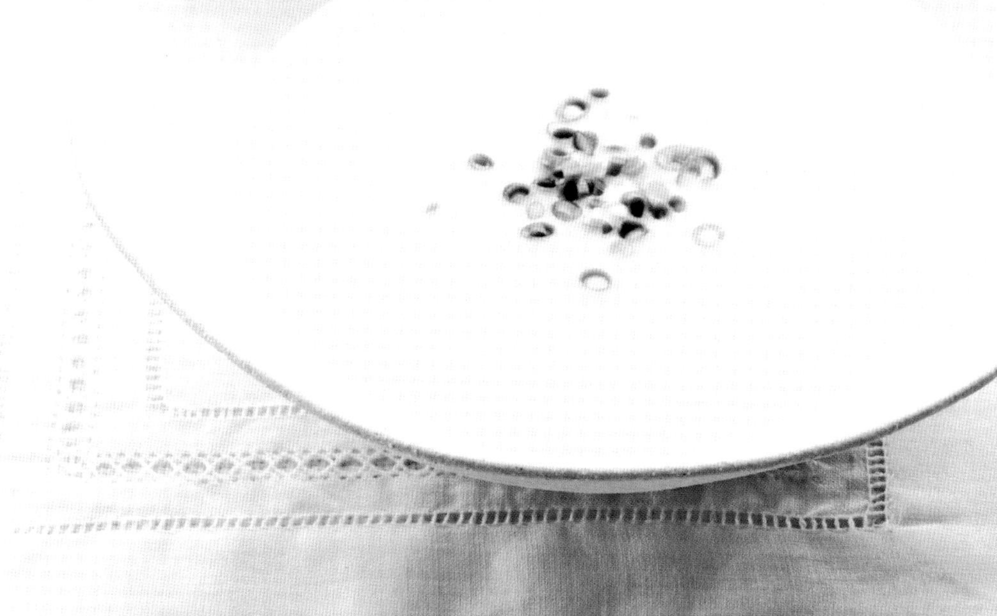

材料〔2人份〕

小芋頭…150g
洋蔥…1/4個
橄欖油…1湯匙
A | 水…300ml
　| 味噌…1湯匙
　| 豆漿…150ml
蔥花…適量

作法

1 小芋頭去皮後切成4等分、洋蔥切成薄片，和橄欖油一起放入鍋中，以中火慢慢炒軟。

2 加入材料A煮沸後，轉小火加蓋再煮10分鐘左右。

3 把作法2放入果汁機中打勻，再倒回鍋子中加熱。盛入容器，撒上蔥花即可。

・食材的組合・

小芋頭和豆漿（平性、甘味）的組合可以調節腸胃機能、排出老廢物質，改善因為吃太多冷食而引起的身體不適。

最強排毒食材18

冬瓜

甘味
涼性

讓體內水的循環變好，去除熱氣、改善水腫。

〔功效〕

・藉由利尿排除多餘的水分。
・舒緩喉嚨的乾渴。
・消除水腫。
・舒緩暑氣難耐引起的不適。
・改善面皰、濕疹。

〔營養〕

名為「瓜氨酸」的成分（西瓜、苦瓜中也有的游離胺基酸）有讓血管擴張的作用，可以讓血液循環變好，改善虛寒或水腫，幫助預防動脈硬化。

烹調的技巧

雖然大家拿冬瓜燉菜時，通常都會去除種子和瓤，但煮湯的時候可以全部放入。只是有時會發生種子難咬的情況，所以牙口比較不好的人也可以把種子去掉。

捨・流 體質 | 水腫、喉嚨乾渴

冬瓜海瓜子辣味湯

材料〔2 人份〕

冬瓜…200g
海瓜子…200g
大蔥（切碎）…1 湯匙
大蒜（切碎）…1/2 茶匙
A | 水…400ml
　| 鹽…1/4 茶匙
　| 辣椒（切圓片）…1/2 茶匙
芝麻油…1 湯匙
醬油…1 茶匙

作法

1 冬瓜去皮後隨意取出種子，切成扇形薄片。海瓜子吐沙後清洗乾淨。

2 在鍋中放入芝麻油、蔥碎、蒜碎，以小火拌炒，等到開始出現香味後，放入冬瓜、材料 A 煮沸，轉小火加蓋再煮 5 分鐘左右，放入海瓜子。

3 海瓜子打開了以後，加入醬油拌勻即可。

・食材的組合・

冬瓜和海瓜子（寒性、甘味、鹹味）的組合會增強冷卻作用，所以湯裡加入能溫熱身體的蔥、蒜、辣椒來調味是非常重要的，可以讓降溫的效果變得溫和，體內循環也會變得更順暢。

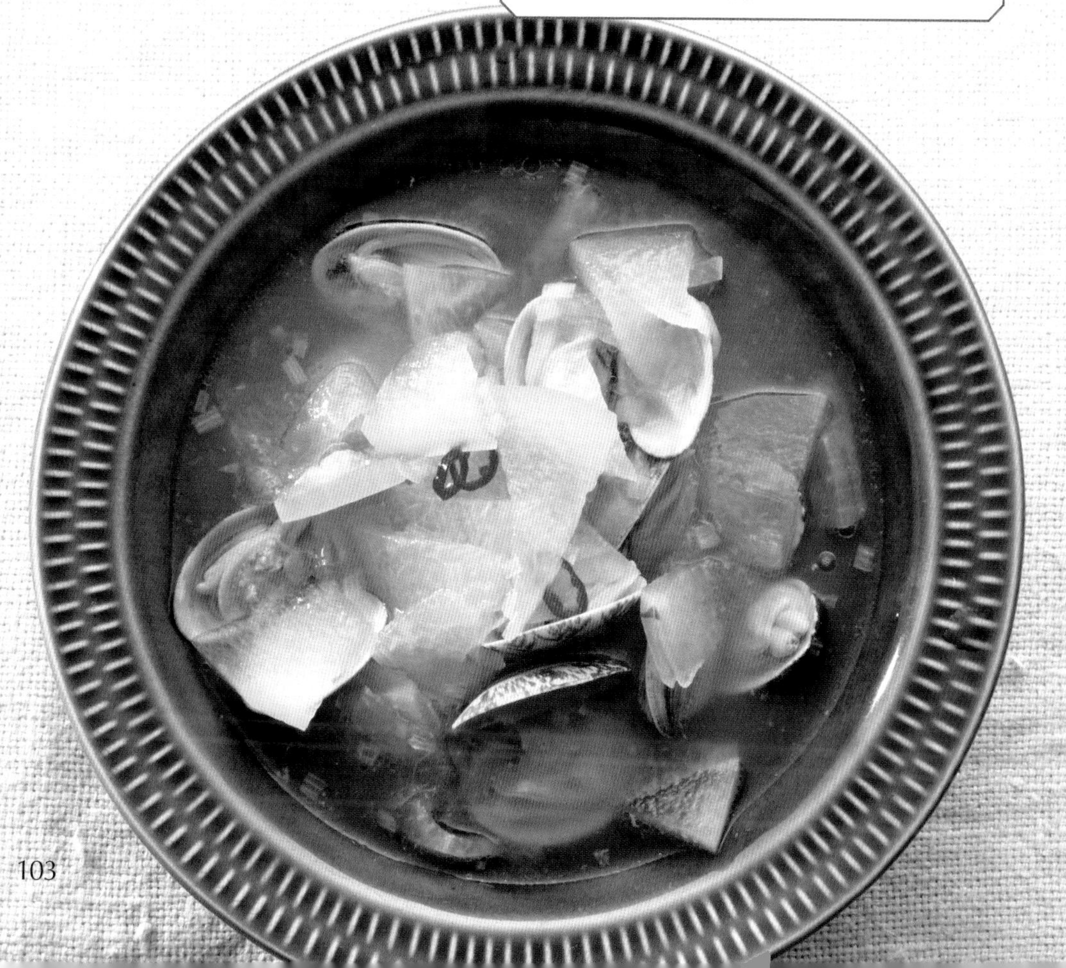

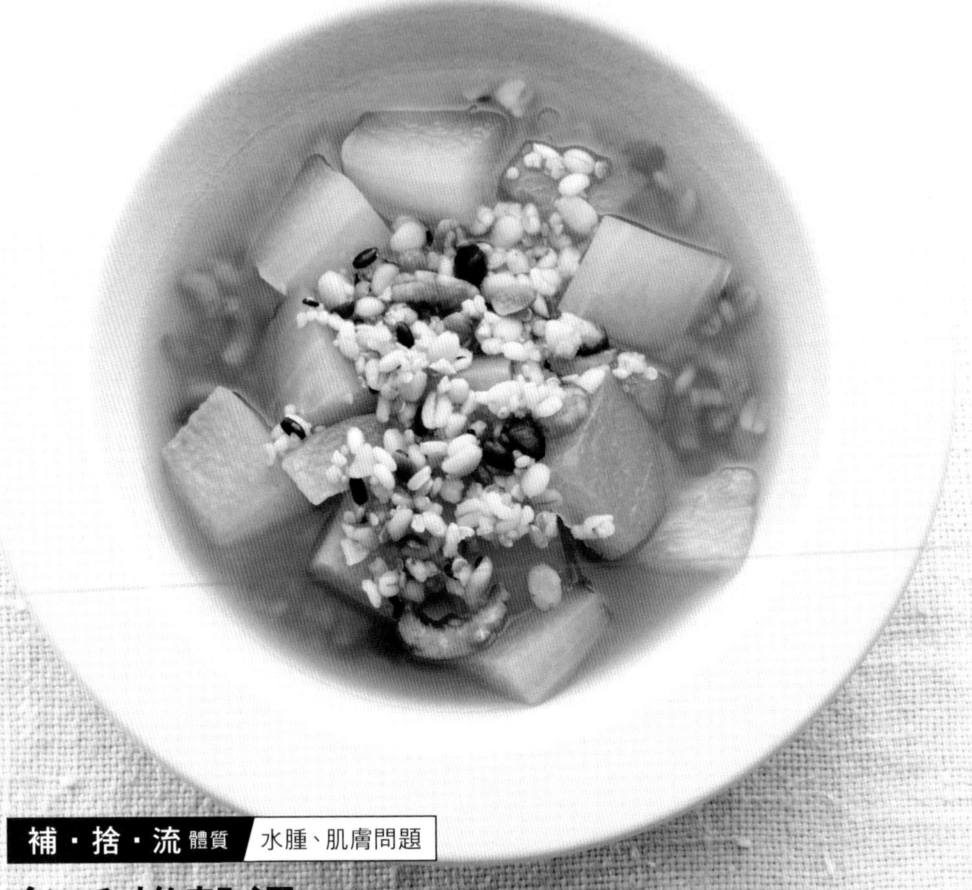

補・捨・流體質　水腫、肌膚問題

冬瓜雜穀湯

材料〔2 人份〕

冬瓜⋯300g
綜合雜穀⋯50g
小蝦米⋯5g
A｜水⋯350ml
　｜鹽⋯1/4 茶匙
醬油⋯1 茶匙

作法

1 小蝦米放入 100ml 的水中浸泡一晚。冬瓜去皮後隨意挖出種子，切成一口大小的塊狀。

2 在鍋中放入小蝦米（連泡蝦米的水一起）、切塊的冬瓜、雜穀、材料 A 煮沸後，轉小火加蓋繼續燉煮。

3 煮到雜穀軟化為止關火，加入醬油拌勻即可。

・食材的組合・

綜合雜穀包含糯麥、小米、黑米、紅豆等等，可以輕鬆攝取到這些穀類各自的營養成分，非常方便。各個食材的功效會因為相互作用而提高，排毒效果也變得更好。

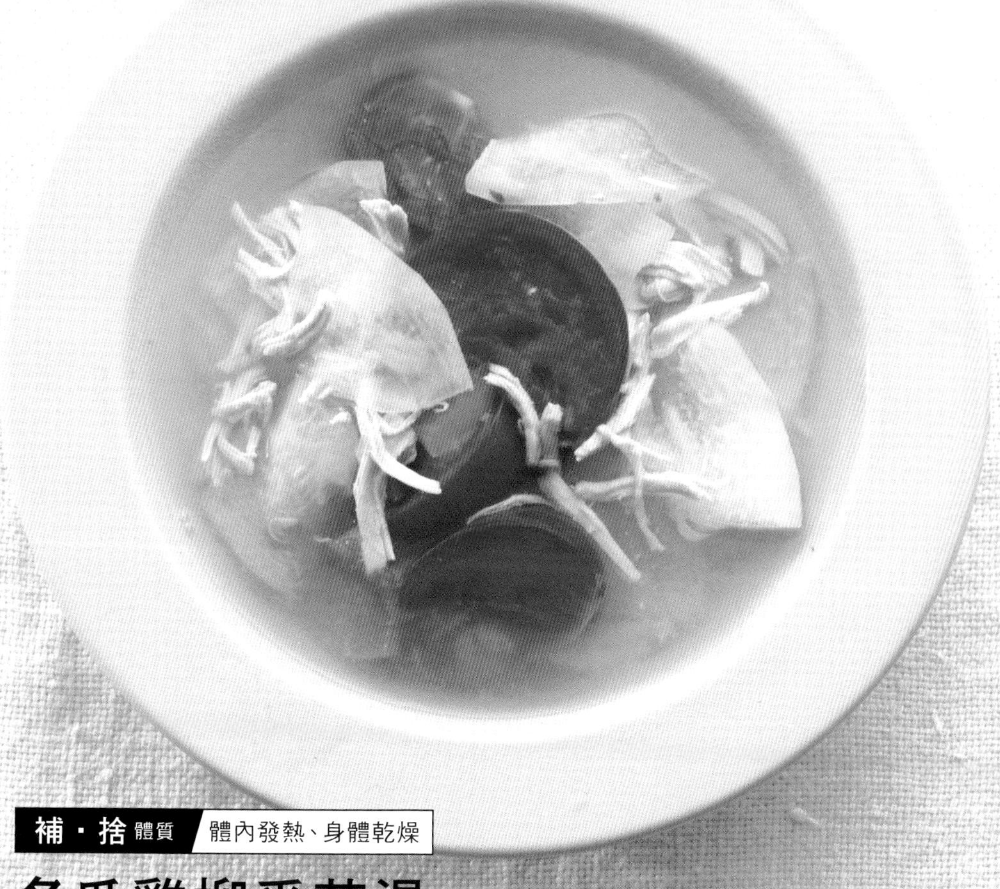

補・捨體質　體內發熱、身體乾燥

冬瓜雞柳番茄湯

材料〔2人份〕

冬瓜…200g
雞柳…2條
大番茄…1個
A
水…400ml
薑（切薄片）…1小塊
鹽…1/4茶匙

作法

1. 把雞柳、材料A放入鍋中，以中火烹煮，等到快滾的時候轉小火，再煮5分鐘左右。雞柳取出剝成細絲狀，再放回鍋中。
2. 冬瓜去皮後隨意取出種子，切成薄片狀。大番茄切成8等分的半圓形。
3. 在作法1中加入冬瓜、大番茄煮沸，轉小火再煮1分鐘左右即可。

・食材的組合・

冬瓜和番茄都有滋潤身體的作用，在容易口渴的夏天是絕佳組合。可以改善肌膚或頭髮的乾燥、手腳發熱、上火、夜間盜汗等情況。

最強排毒食材19

山茼蒿

改善氣的循環、冷卻上火的身體，去除囤積的老廢物質。

甘味　辛味

平性

〔功效〕

・促進氣的運行。
・去除囤積的老廢物質。
・舒緩上火、煩躁的情況。
・改善咳嗽、痰。
・調節肺部機能。
・改善高血壓。
・改善眼充血。

〔營養〕

含有豐富的鉀、鈣、鐵、β－胡蘿蔔素、葉酸、膳食纖維。獨特的香味是由名為α－蒎烯和紫蘇醛的成分所產生的，具有調整自律神經的作用。

烹調的技巧

為了保有茼蒿葉的口感和香味，建議與莖分開調理。把葉摘下後，先加熱切好的莖，完成前再加入葉片。不介意的人也可以把莖和葉同時切碎、加熱。

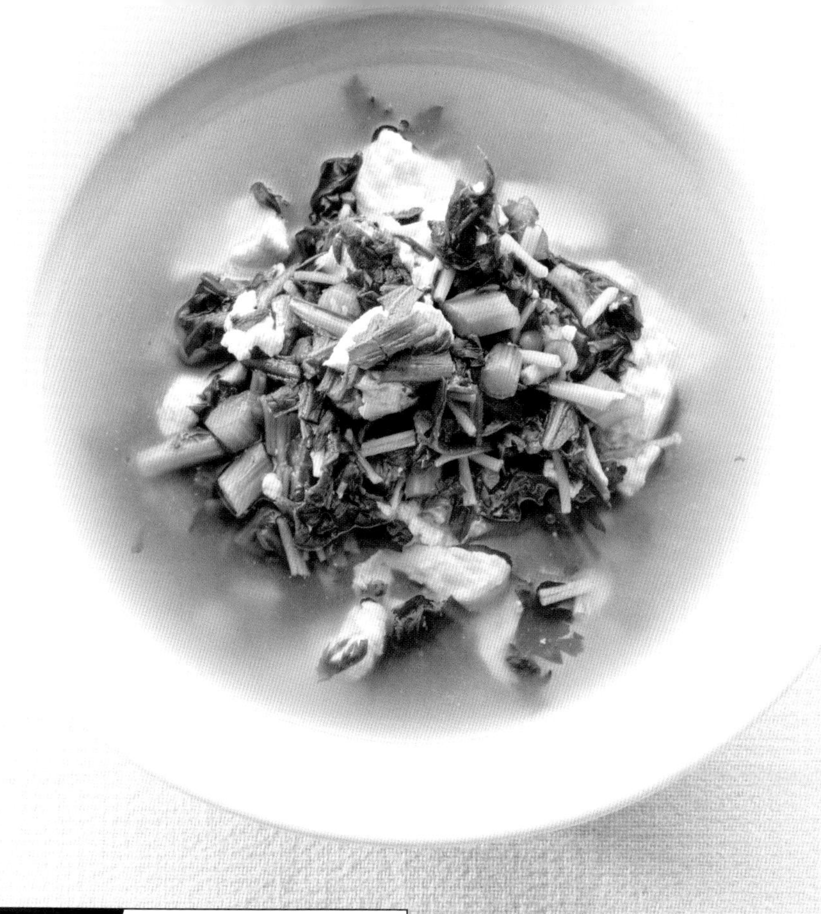

捨・流體質 心情煩躁、疲勞無法消除

山茼蒿豆腐湯

材料〔2 人份〕

山茼蒿⋯150g
板豆腐⋯100g
金針菇⋯80g
A｜高湯⋯450ml
　｜鹽⋯1/4 茶匙
醬油⋯1 茶匙

作法

1 把山茼蒿切成 1cm 左右的長度。金針菇切掉根部後也切成差不多長度。

2 在鍋中放入材料 A、金針菇煮沸，再把豆腐隨意切塊放入，以中火煮 1 分鐘左右。

3 接著放入山茼蒿後關火，淋上醬油即可。

・食材的組合・

豆腐（寒性、甘味）和山茼蒿的組合可以補氣、滋潤身體，所以當體內循環停滯時，是相當不錯的組合。尤其適合在精神不安定時食用。

補・捨・流 體質 上火、血壓不穩

山茼蒿竹筍冬粉湯

材料〔2 人份〕

山茼蒿…150g
冬粉…20g
竹筍…60g
雞絞肉…60g
A｜水…450ml
　｜鹽…1/4 茶匙
　｜薑泥…1 茶匙
芝麻油 …1 湯匙

作法

1 山茼蒿葉切大段、莖斜切成較短的長度，冬粉用廚房剪刀剪成一半，竹筍切成細條狀。

2 在鍋中放入芝麻油、雞絞肉、山茼蒿的莖、竹筍，以中火快炒，再加入材料 A 煮沸，放入冬粉後轉小火再煮 5 分鐘左右。

3 最後放入山茼蒿葉即可關火。

・食材的組合・

竹筍（寒性、甘味）能去除體熱、幫助解毒，也能改善水腫、便秘、喉嚨乾渴。和山茼蒿組合後可以提高排毒效果。

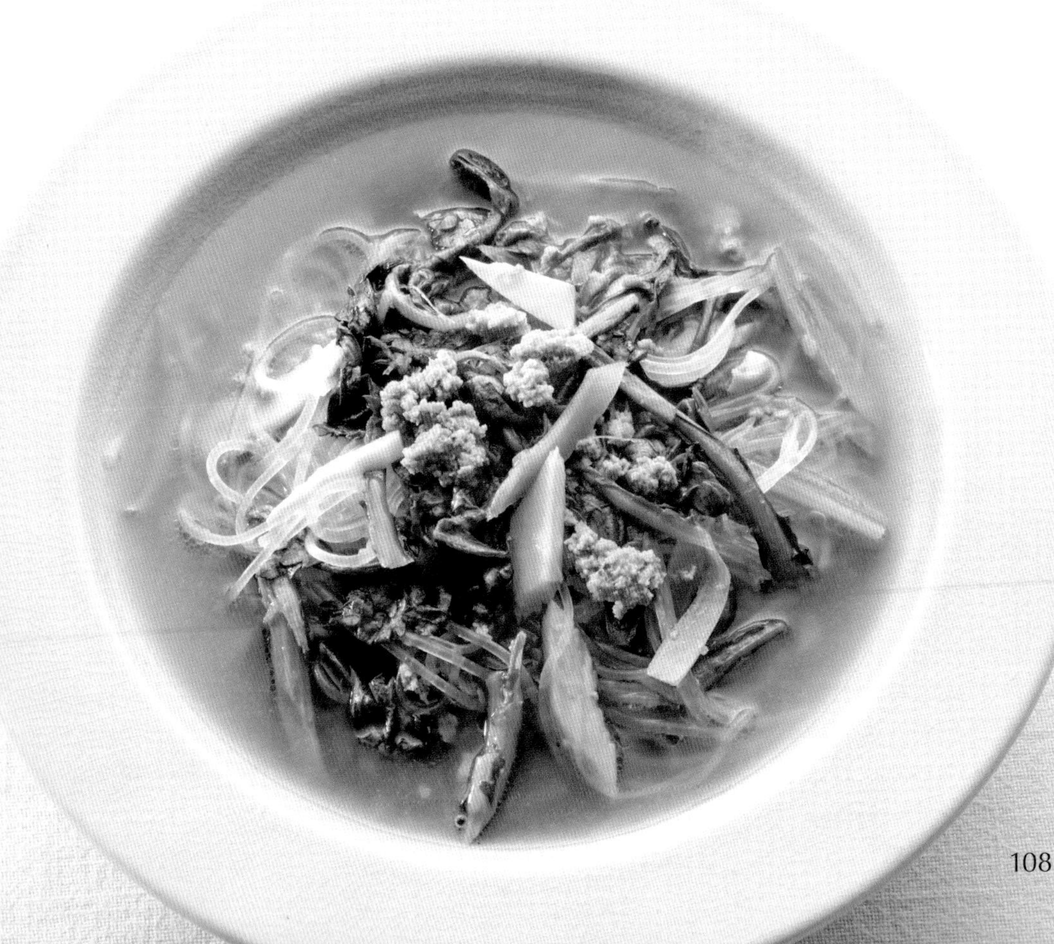

捨・流 體質 水腫、硬塊

山茼蒿昆布清湯

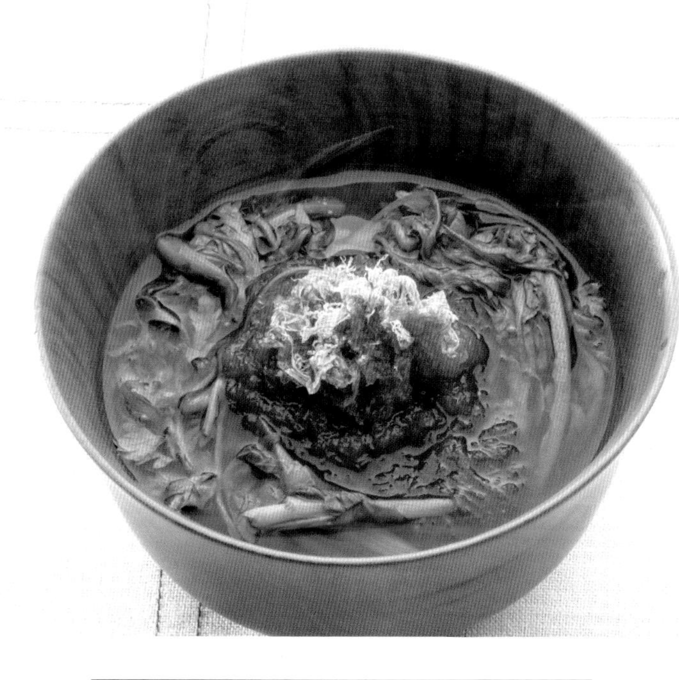

材料〔2 人份〕

山茼蒿…150g

細絲昆布…4g

A | 高湯…400ml
  | 鹽…1/4 茶匙
  | 淡口醬油…少許

作法

1 先切下山茼蒿的葉片備用，再將莖部斜切成段。

2 在鍋中放入材料 A 煮沸，然後放入山茼蒿的莖煮一下，最後加入山茼蒿葉、細絲昆布後即可關火。

・食材的組合・

昆布（寒性、鹹味）可以軟化身體的硬塊，讓水分的代謝變好。

補・捨・流 體質 體力下降、肌膚狀況差

山茼蒿涮豬肉湯

材料〔2 人份〕

山茼蒿…150g

豬肉（薄肉片）…80g

A | 水…450ml
  | 鹽…1/4 茶匙
  | 薑（切薄片）…1 小塊

作法

1 先切下山茼蒿的葉片備用，再將莖部斜切成段。

2 在鍋中放入材料 A 煮沸，再加入山茼蒿的莖，將豬肉一片一片放入鍋中，燙熟後加入茼蒿葉即可。

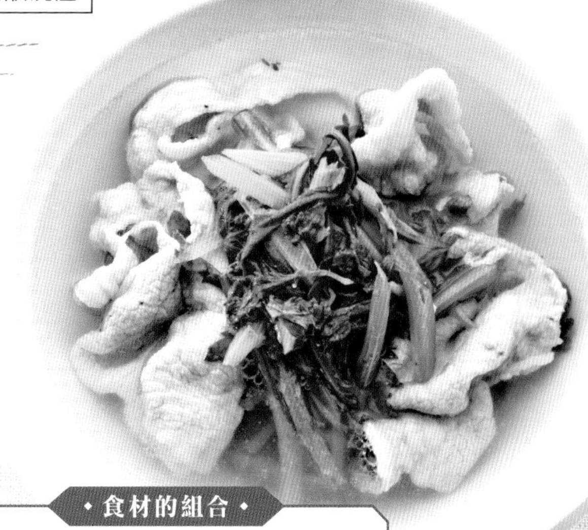

・食材的組合・

豬肉（平性、甘味、鹹味）是有益於恢復體力的食材，和茼蒿一起攝取的話，可以發揮各自的優點。一邊排出老廢物質，一邊補充水分，也能幫助維持肌膚的健康。

最強排毒食材20

茄子

甘味
平性

促進血和水的循環，
改善水腫或食欲不振。

〔功效〕

・去除體內多餘的水分。
・改善血液的循環。
・舒緩發燒、發熱的症狀。
・減緩喉嚨的乾渴。
・消除水腫。
・改善食欲不振、腹脹。

〔營養〕

茄子皮上的深紫色是名為「花青素」的多酚，有很高的抗氧化作用。而且根據研究指出，花青素能讓膽固醇的數值下降，有調節肝機能的功效。

烹調的技巧

雖然有些料理會削掉茄子皮，但如此一來就不能攝取到皮中的養分，所以在煮湯時建議連皮一起使用。另外，一切好馬上烹調的話，就不需要幫茄子做抗氧化處理。

捨・流 體質 水腫、發熱、腹脹

茄子青椒大蒜湯

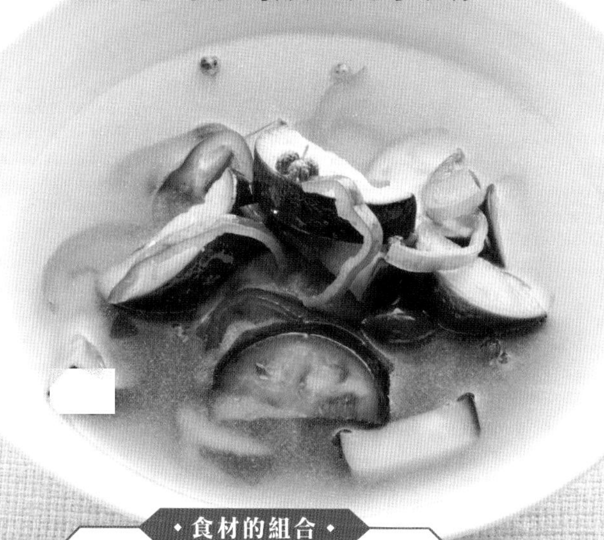

材料〔2 人份〕

圓茄…2 個
青椒…1 個
大蒜(切碎)…1 小塊
橄欖油…2 湯匙

A | 水…400ml
魚露…1 茶匙
鹽…1 撮
花椒…1/2 茶匙

作法

1 圓茄切成半月形，青椒以與纖維垂直的方向切成細條狀，和蒜碎、橄欖油一起放入鍋中，以中火充分拌炒。

2 加入材料 A 煮沸後，轉小火再煮 1 分鐘左右即可。

・食材的組合・

為了緩和茄子的冷卻作用，而加入有溫熱效果的花椒(熱性、辛味)。

補・捨・流 體質 喉嚨乾渴、水腫

茄子小黃瓜冷湯

材料〔2 人份〕

圓茄…2 個
小黃瓜…1 根

A | 高湯…300ml
蒜泥…1/2 茶匙
味噌…略多於 1 湯匙
醋…1 湯匙
芝麻油…1/2 湯匙

辣椒絲、白芝麻粉…各適量

作法

1 圓茄切成半月形薄片，小黃瓜切成圓形薄片，各用鹽巴(分量外)搓揉過後擠乾。

2 將作法 1 加入攪拌均勻的材料 A 中，放入冰箱冰到湯變涼。

3 盛入容器，撒上白芝麻粉、辣椒絲即可。

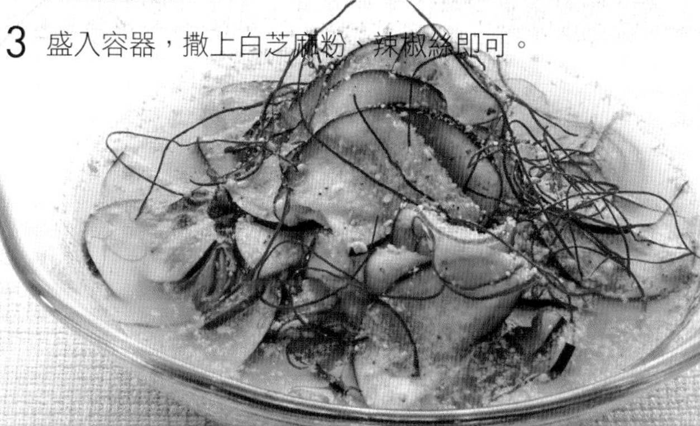

・食材的組合・

大蒜、辣椒(大熱性、辛味)可以讓身體不過度冷卻，並調節體內循環。

台灣廣廈 國際出版集團
Taiwan Mansion International Group

國家圖書館出版品預行編目（CIP）資料

排毒．調養 天天喝好湯：中醫師教你用改善氣、血、水循環的日常食材，做出70道符合體質的全家養生湯料理！/ 幸井俊高著.
-- 新北市：蘋果屋出版社有限公司, 2021.11
面； 公分
ISBN 978-626-95113-0-3(平裝)

1. 食療 2. 湯 3. 藥膳 4. 養生

413.98 110015503

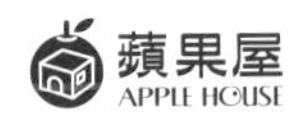

排毒・調養 天天喝好湯

中醫師教你用改善氣、血、水循環的日常食材，做出70道符合體質的全家養生湯料理！

作　　者／幸井俊高
食譜監修／幸井由紀子
譯　　者／謝孟蓁

編輯中心編輯長／張秀環
編輯／許秀妃
封面設計／林珈伃・**內頁排版**／菩薩蠻數位文化有限公司
製版・印刷・裝訂／東豪・弼聖・秉成

行企研發中心總監／陳冠蒨

媒體公關組／陳柔彣
綜合業務組／何欣穎

發 行 人／江媛珍
法 律 顧 問／第一國際法律事務所 余淑杏律師・北辰著作權事務所 蕭雄淋律師
出　　版／蘋果屋
發　　行／台灣廣廈有聲圖書有限公司
地址：新北市235中和區中山路二段359巷7號2樓
電話：（886）2-2225-5777・傳真：（886）2-2225-8052

代理印務・全球總經銷／知遠文化事業有限公司
地址：新北市222深坑區北深路三段155巷25號5樓
電話：（886）2-2664-8800・傳真：（886）2-2664-8801
郵 政 劃 撥／劃撥帳號：18836722
劃撥戶名：知遠文化事業有限公司（※單次購書金額未達1000元，請另付70元郵資。）

■出版日期：2021年11月
ISBN：978-626-95113-0-3